U0010685

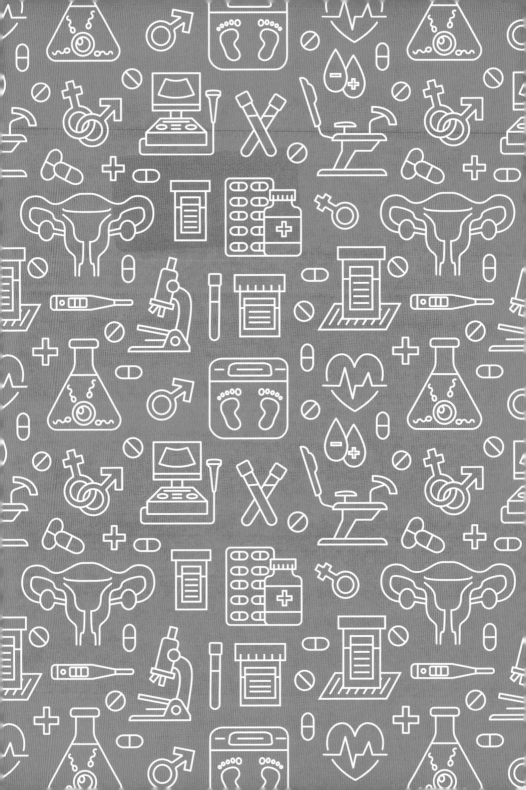

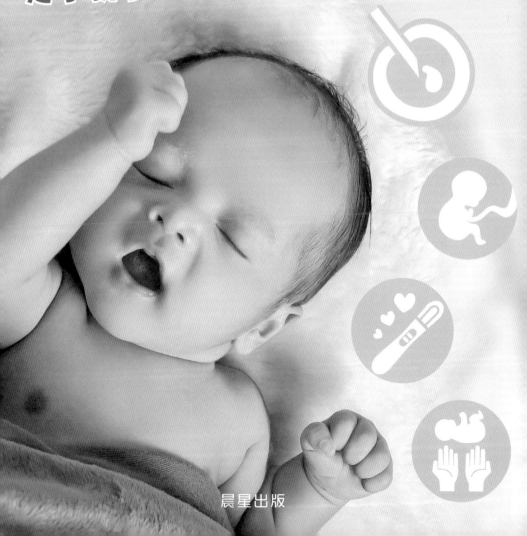

難孕夫妻必讀好孕手冊

好想懷孕！

想孕就孕，輕鬆當爸媽！

王瑞生◎著

晨星出版

謹以此書
祝賀
臺北婦產科診所暨生殖醫學中心
開幕誌喜！

TFC 粉絲團

line@ 小幫手

微信小助手

找對醫師，找出問題，就是好「孕」的開始！

我已經將近 50 歲了，直到今天，身邊還有不少同齡，或者年輕一些的朋友，還在為懷孕求子努力著。

看著他（她）們年紀漸長，雖然一直等不到好消息，卻依然不放棄地四處奔波求醫，從西醫到中醫，從調養身體到做試管，忍受中間身心的辛苦，花費高昂的金錢，最後又得承受失敗的打擊，我們在旁邊看了都心疼不已！

這當中，有女性朋友因為無法順利懷孕，苦吞婆家的冷眼對待；也有男性朋友發現問題出在自己，而自責得想要離婚……這些朋友們的「運勢」，幾乎跟著「孕事」的成敗，上下起伏；有的人，努力多時，終有成果，順利懷孕，了卻心願；也有朋友，拚了命，花了錢，受了苦，最後還是傷心放棄收場。

固然，有些命運，不是自己能掌控；但我們也知道，隨著科技的發展、生殖醫學的快速進步，現在想要提高懷孕成功的可能性，已經比過去高上許多。前提是，必須先找出不孕者之所以不孕的關鍵所在；而要找出不孕的關鍵，找對醫師、找好醫師，以及充分認識不孕的成因與應對方式，也是重要的第一步。

很高興看到國內的不孕症權威王瑞生醫師，為苦於懷孕的讀者們，寫下了這本淺顯易懂的好書。我有幸跟王醫師在課堂上有交流之緣，深知王醫師是個極度嚴謹與認真，且真心為患者著想、努力的好醫師；書中的許多個案，既清楚說明病況，也有「他們能成功，妳也可以」的激勵效果，非常值得一讀！

溝通表達講師、作家、企業發言人
蔡祐吉

爽朗笑聲的後面

王瑞生醫師是我第一屆訓練出來的生殖內分泌暨不孕症次專科醫師，他的招牌就是爽朗的笑聲和一口可以做牙膏廣告的亮白牙齒。

不過，大家不知道的是在王醫師爽朗笑聲的後面，是一種超乎凡人的意志力，以及勤勤懇懇的樸質個性，這兩點是我非常欣賞他的地方，也是一個優秀不孕症醫師應當具備的特質。

猶記得我 2003 年推薦王醫師到美國著名的紐約州羅徹斯特大學附設醫院，生殖內分泌暨男性不孕症研究中心，在張傳祥教授指導下，接受生殖醫學的訓練，當時仍屬年輕醫師的他，在極少資源下依然在美國苦撐兩年半，做了許多小鼠試驗，研究有關 Androgen receptor 在生殖領域的影響，後來並完成在 impact factor 達 19 分的專業醫學雜誌 Endocrine Review 發表研究論文，當時是相當不容易的成就。

回國之後，王醫師雖然已經擁有自己的醫院，廣大的病患群，又屢屢獲學術論文獎，並且取得台北醫學大學臨床醫學研究所醫學博士學位，在學會和醫院裡生殖醫學的各個會議，我依然常常見到他勤懇的身影，如果沒有那對生殖醫學高度熱血執著，怎麼做得到呢？每回看到他就彷彿有一種安心，知道這世界上有人一起並肩奮戰，要一起擊退導致人們生育困擾的種種成因。

2018 年韓國最大試管嬰兒 CHA 集團來找我，欲構思一起成立亞洲知名的生殖醫學中心，我第一位想商量的人選就是王瑞生，不僅因他精通英文，更因為他值得信任的人格特質。

台韓合資雖尚未談成，但以台灣醫師為主體，並不受任何財團主導與左右的 TFC 台北生殖中心，終於在 2020 三月間克服萬難誕生了，在這裡，我們依照自己的理想行醫，在這裡，我們一群不知天高地厚的傻子醫師實現了我們的夢想。

要感謝我的學生王瑞生，有他，TFC 才能「祥瑞的誕生」。

在王醫師前一本著作「更年期好自在」獲得衛福部國民健康署好書推薦獎之後，王醫師再度執筆這本「好想懷孕」，書中詳盡介紹不孕症的成因，治療以及最新凍卵趨勢，值得每一位求孕者診前詳加閱讀，因為細心的王醫師已經為大家想好了幾乎所有的疑問，讀通了，你的戰力必然加分！

而廣大不孕症夫妻們，請聽我一句話，想生孩子，王醫師高超的醫術，確實到位的服務品質，一定可以讓您們的寶寶「瑞生」！

臺北婦產科診所暨生殖醫學中心執行長
曾啟瑞

　　回想多年前決定踏入「不孕症」領域的主要原因，就是在1997年婦產科醫學會年會中聽了有台灣「試管嬰兒之父」美譽的曾啟瑞教授——也是我的恩師——的一場演講。當時，我已經取得婦產科專科醫師證照，在一家中型教學醫院從事婦產科主治醫師的工作。那場演講之後，便責無旁貸的投入「不孕症」領域，從1998年進入臺北醫學大學附設醫院婦產部生殖醫學暨不孕症科，擔任不孕症研究醫師的工作起算，至今年（2020年）剛好滿22年。中間歷經了攻讀臺北醫學大學臨床醫學研究所博士班、到美國紐約州羅徹斯特大學附設醫院生殖內分泌研究中心進修了2.5年等經歷，都受到指導教授——曾啟瑞教授——的啟發與教導。這期間，令我記憶最為深刻的，就是曾啟瑞教授所傳達的信念——「我們並非違反上帝的旨意，只是回應不孕症患者的禱告。」

　　「不孕症是一種0與100的哲學，因為不孕症不像一般疾病，只有百分之百成功，否則就是失敗，沒有中間地帶。因此，患者對於醫師的要求會更高，醫師也必須抱著更加嚴謹的態度。」更是曾啟瑞教授常常掛在嘴邊叮嚀學生的一段話。也深深影響了我看診的態度。

　　門診診療過程中，常常需要與患者不斷進行溝通，諸如「我們要做什麼檢查？」、「檢查都沒有問題，怎麼會生不出小孩？」、「我們要吃什麼或做什麼可以幫助懷孕？」、「AMH很低，還有機會懷孕嗎？」、「卵子品質不好，還有機會懷孕嗎？」、「子宮內膜太薄，不易著床，要怎麼治療呢？」、「我都接近40歲了，還有機會懷孕嗎？」等等。我相信跟患者溝通的越多，就能讓患者更清楚的瞭解自己面臨的情況，或是對即將開

始的治療策略進行詳細的解說，讓夫妻之間充分的討論並達成某種默契時，自然就會增加成功懷孕的機率。

而跟病患溝通的過程中，我不斷提升把專業知識轉換成日常對話的溝通能力。相信精簡淺白的文字可以傳遞最動人的訊息。因而常想，如果有一本有關不孕症治療的簡要說明手冊，把治療方式中會遇到的重要問題條列出來，並提出一些可能的對應方案，讓患者在進入不孕症療程之前先有一個清楚明瞭的方向，對臨床的診療應該會有很大的幫助。

所以這本好孕手冊，就是要讓大家了解自己的狀況。手冊中談到的內容，很多都是我想跟病患說的話。非常值得可能有不孕症問題又不知如何是好的夫婦參考。如果就診前能事先對書中的內容有所瞭解，相信在臨床上醫病關係可以更容易建立默契，與醫師一起訂定適合自己的治療計畫。所以我很樂意毛遂自薦這本簡要明白的好孕手冊，給有需要的朋友做參考。

「世上沒有絕望的處境，只有對處境絕望的人。」
——海因茨·古德林
There are no desperate situations, there are only desperate people.
—— *Heinz Guderian*

王瑞生
2020 年 4 月

添好孕先生
王瑞生

現職
臺北婦產科診所暨生殖醫學中心副院長

學歷
● 高雄醫學大學醫學系畢業
● 台北醫學大學臨床醫學研究所博士班畢業，專攻專攻生殖醫學
● 美國紐約州羅徹斯特大學醫學院生殖內分泌暨男性不孕症研究中心博士後研究員

經歷
● 教育部部定講師
● 台北醫學大學附設醫院婦產部暨生殖醫學中心資深主治醫師
● 衛生福利部認證合格之「不孕症暨試管嬰兒實驗室」主持人
● 台灣生殖醫學會會員
● 中華民國生育醫學會會員
● 台灣婦產科內視鏡暨微創醫學會會員暨專科醫師
● 台灣內視鏡外科醫學會會員
● 台灣子宮內膜異位症學會會員暨副秘書長
● 中華民國週產期醫學會會員暨專科醫師
● 台灣更年期醫學會會員

得獎事蹟

- 1999 年 台北醫學大學師生聯合學術研究發表會優秀論文獎
- 2000 年 台北醫學大學師生聯合學術研究發表會優秀論文獎
- 2001 年 第十七屆世界不孕症年會（IFFS 2001，澳洲墨爾本）最佳口頭報告論文獎入圍
- 2005 年 台北醫學大學師生聯合學術研究發表會優秀論文獎
- 2006 年 第 5 屆泛太平洋不孕症醫學會雙年會最佳壁報論文獎
- 2006 年 臺灣生殖醫學會年會最佳論文獎
- 2011 年 著作《更年期，好自在》榮獲行政院衛生署國民健康局健康好書推介獎
- 2012 ～ 2018 年 連續入選《嬰兒與母親》雜誌關懷系列：「婦產科好醫師大調查」讀者推薦名單

個人專長、擅長技術

- 不孕症、試管嬰兒
- 重複性試管療程失敗
- 高齡不孕
- 早發性停經
- 男性不孕症
- 習慣性流產
- 胚胎植入前遺傳診斷
- 腹腔鏡手術
- 子宮內膜異位症
- 多囊性卵巢症候群

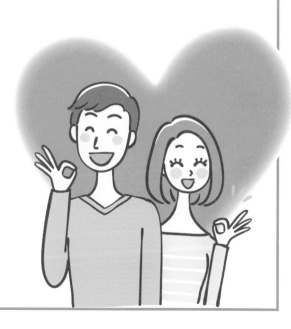

目錄

Chapter 1　不孕症到底是什麼？

Chapter 2　不孕症檢查

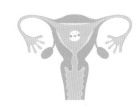

Chapter 3 不孕症的成因

目錄

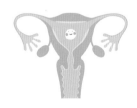

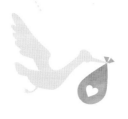

Chapter 6 破解不孕②：凍卵

Chapter 7 啟動幸福好孕之旅

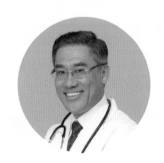

醫師的話

　　美國有句諺語是這樣說的：「Every cloud has a silver lining」，意指每朵烏雲雖然遮蔽了光明，但有時候我們還是能從雲邊找到幾條銀色的絲線，這些銀色的絲線就是沒被遮住的光；言下之意是指，並非所有的事情都是令人絕望的。

　　雖然各位目前受孕之路好像是一項看似艱難的挑戰，只要我們一同攜手，一步一步地走過這段不孕症療程中的每個陰霾與困境後，相信一定會看見烏雲後那片讓人難忘的美麗風景。備孕中的各位夫妻們！我們一起加油！

　　誠摯的祝福各位，好孕臨門！

不孕症
到底是什麼？

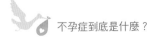

不孕症的定義

如何才算不孕症？

懷孕，是許多夫妻引頸期盼的事，然而，卻不如想像中容易。那麼，該如何判斷是否符合不孕症呢？

原則上可以參照世界衛生組織（World Health Organization, WHO）對不孕症所下的定義：一對夫妻或情侶在沒有採取任何避孕措施的情形下，經過一年規律的性行為（平均每週 1 ～ 3 次），仍然無法成功懷孕。除此之外，全球相關組織對於不孕症的定義也大同小異。

不孕症定義

組織	不孕症定義
世界衛生組織（2009）	在沒有避孕的情況下，經過 12 個月以上規律的性生活，而沒有成功受孕。
美國生殖醫學會（American Society for Reproductive Medicine, ASRM, 2013）	在沒有避孕的情況下，經過 12 個月以上適當的、算準時間的性生活，而沒有成功受孕。
歐洲人類生殖與胚胎醫學會（European Society of Human Reproduction and Embryology, ESHRE, 2010）.	在沒有避孕的情況下，經過 12 個月以上規律的性生活，而沒有成功受孕。

當然，這個診斷標準不是一成不變的，需要視婦女個人的情況作一些調整。像是婦女年齡大於 35 歲，許多生理變化會加速生

育力的減退。因此不孕症的診斷標準就應該修正，以免延誤治療的黃金時間。一般來說，當婦女年齡大於 35 歲以後，經過 6 個月的規律性行為而無法懷孕時，就構成所謂不孕症的診斷標準了。

生過小孩，就不可能不孕？

有些夫妻想生第二、三胎，卻很難受孕？可別以為生過孩子就不會不孕！因為不孕症可分為原發性不孕（primary infertility）及次發性不孕（secondary infertility）。

原發性不孕是指一對伴侶一開始就完全無法懷孕；而次發性不孕則是指一對伴侶已經懷過孕且生過小孩，但是後來卻可能因為遺傳因素，或糖尿病、甲狀腺異常等疾病，導致發生懷孕困難或懷孕不正常的現象。

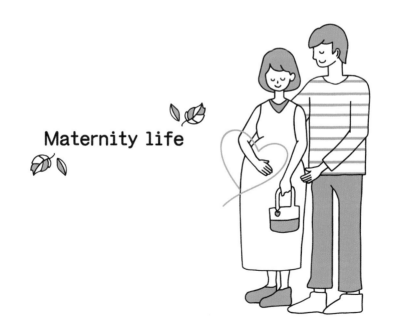

Maternity life

求助專業醫師的黃金時機？

備孕時期，可自我檢測以下狀況，判斷是否需要尋求專業醫師協助，以便順利成功懷孕。建議及早求助醫師檢測標準。

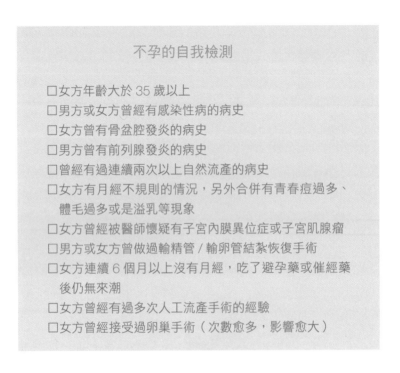

不孕的自我檢測

□女方年齡大於 35 歲以上
□男方或女方曾經有感染性病的病史
□女方曾有骨盆腔發炎的病史
□男方曾有前列腺發炎的病史
□曾經有過連續兩次以上自然流產的病史
□女方有月經不規則的情況，另外合併有青春痘過多、體毛過多或是溢乳等現象
□女方曾經被醫師懷疑有子宮內膜異位症或子宮肌腺瘤
□男方或女方曾做過輸精管／輸卵管結紮恢復手術
□女方連續 6 個月以上沒有月經，吃了避孕藥或催經藥後仍無來潮
□女方曾經有過多次人工流產手術的經驗
□女方曾經接受過卵巢手術（次數愈多，影響愈大）

月經週期中，最佳的受孕時機

很多人都知道，在排卵期前後行房，受孕機率最高。重點在於如何準確預測排卵時間，首先，必須了解月經週期。

月經週期的分界點：排卵

基本上月經週期可以排卵作為分界點，排卵前後兩階段中，體內荷爾蒙、卵巢以及子宮內膜都會有截然不同的變化。

排卵前（濾泡期）

這段時間是所謂的子宮內膜增生期，就是月經來潮的第一天算起到排卵日為止。此期間長短會因每個人的體質不同而有差異，以 28 天的週期為例，大約是 14 天左右；如果以 35 天的週期為例，大約是 21 天左右。

一般月經出血大約持續 3 ～ 5 天左右，到第 7 天的時候，在大腦下視丘分泌促性腺激素釋放素（Gonadotrophin-releasing hormone, GnRH）的控制下，腦下垂體會分泌濾泡刺激素（Follicle stimulating hormone, FSH）以及少量黃體刺激素（Leuteinizing hormone, LH）來刺激卵泡發育成熟。

同時，卵泡內的顆粒細胞合成分泌雌激素（Estrogen）的量也逐漸增多。在雌激素的作用下，子宮內膜進行增生變厚的變化。當卵泡內的卵子發育成熟時，體內雌激素的量達到一定的高峰，就會反過來抑制大腦下視丘分泌促性腺激素釋放素的頻率，同時抑制腦下垂體分泌濾泡刺激素。但是腦下垂體分泌黃體刺激素的量反而會急遽增高，當黃體刺激素的濃度達到一個高峰（LH surge）的隔天（24 ～ 36 小時），會促使發育成熟的卵泡排出卵子，即完成所謂的排卵。

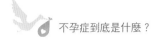

排卵後（黃體期）

　　這一段時間是所謂的子宮內膜分泌期，就是排卵日到下一次的月經來潮。這個階段則每個人的時間大致都是固定的，通常在排卵後 2 個禮拜，也就是第 14 天，就是月經來潮的日子。排卵後的卵泡在黃體刺激素的作用下，將轉變為黃體並負責分泌黃體激素（也稱謂助孕激素，Progesterone）及雌激素。處於增生變厚狀態的子宮內膜，又在黃體激素以及雌激素雙重作用下，停止增生而且進一步分化轉變為分泌期內膜，做好受精卵著床前的一切準備工作，等待受精卵著床。

　　然而，如果沒有受孕，黃體就會在排卵後一個禮拜左右開始萎縮，黃體分泌的黃體激素以及雌激素也會迅速減少，子宮內膜失去上述兩種賀爾蒙的支持，就會開始萎縮、壞死而自然剝落。同時，子宮內膜剝落的部位也會開始出血，血液與剝落的子宮內膜混在一起自陰道排出，就是我們所看到的月經來潮現象。月經來潮後，體內雌激素以及黃體激素的濃度降到一定的程度時，就自然解除了雌激素對大腦下視丘以及腦下垂體的抑制作用，濾泡刺激素的分泌量跟著增加，促使另外一波卵泡開始發育，進入下一個月經週期。

受孕最佳時機

濾泡期 　排卵

排卵日前5日
（受孕窗口）

排卵日後1～2日
（最佳受孕時機）

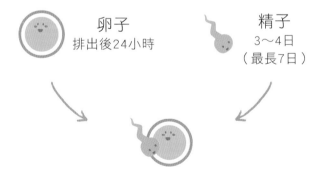

卵子
排出後24小時

精子
3～4日
（最長7日）

卵巢與子宮週期 *以28天週期為例

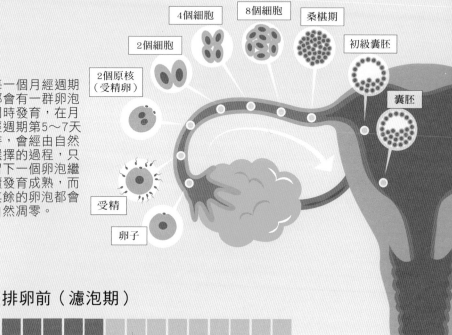

每一個月經週期都會有一群卵泡同時發育，在月經週期第5～7天時，會經由自然選擇的過程，只留下一個卵泡繼續發育成熟，而其餘的卵泡都會自然凋零。

8個細胞

4個細胞

2個細胞

桑椹期

初級囊胚

2個原核（受精卵）

囊胚

受精

卵子

排卵前（濾泡期）

經期　　　　子宮內膜增生期

Day7
濾泡刺激素
＋
少量黃體素
＝
刺激
卵泡成熟

排卵後（黃體期）

子宮內膜分泌期

Day21
黃體激素
雌激素
黃體
萎縮

卵子與精子結合約14到19小時即完成受精，成為受精卵，早期原核會逐漸形成。自然受精比顯微注射之早期原核形成速度晚4個小時。一般為2個原核（PN），代表是太太與先生的DNA，如有多原核（如3PN或4PN）為異常受精，是無法使用的。

**Day1
原核期**

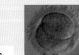

在胚胎受精後44至46小時，即可觀察胚胎分裂為2至4細胞狀態。

**Day2
2至4
細胞期**

**Day3
6至8
細胞期**

在胚胎受精後66至68小時，即可觀察胚胎分裂為6至8細胞狀態。

**Day4
桑椹期**

在受精後94小時後發生，此時猶如桑椹般不可數且彼此緊密結合在一起的細胞，大約的細胞數為32個。

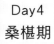

**Day5
囊胚期**

轉變為桑椹期胚胎後，會依細胞分化為內細胞團（ICM）與滋養層細胞（TE cells）形成空腔，而內細胞團（ICM）是著床後發育形成胎兒的主要構造，滋養層細胞（TE cells）是發育成胎盤的構造，並且胚胎也正準備孵化（Hatching）以及著床（Implantation）。

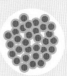

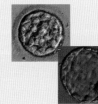

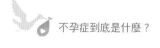

受孕的最佳時機

由於黃體期長度幾乎固定是 14 日，而精子在女性體內可以存活 3 到 4 日（最多可能到 7 日），卵子排出後，能在女性體內存活 24 小時，進入輸卵管內的卵子須在這 24 小時內與精子順利相遇，才可能受精、著床。故月經週期中最可能受孕的時段（所謂的受孕窗口）是排卵前 5 日到排卵之後 1 到 2 日。

好孕
診療室　**如果月經週期是 4 週（28 天）……**

在此月經週期中，受孕窗口是月經第 2 週，即月經第 8 天或第 9 天（14-5 天）起，到月經第 3 週的開頭，即月經第 15 天或第 16 天（14+1 天）。

更準確一點來說，月經週期中最佳的受孕時機是下一次（預期的）月經來潮前 16 至 14 天。然而，由於濾泡期不像黃體期一樣固定，故每一位婦女的月經週期並不一定相同。另外也要注意不是每次流血都是月經來潮。

如何預測排卵時間

基礎體溫表

（Basal Body Temperature, BBT）

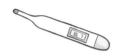

原理

正常排卵的女性，排卵後的體溫會上升 0.5 ～ 1.0℃，並且會維持到下一次月經來潮前。但是月經開始之後，體溫就會下降至原來正常的溫度。一般認為排卵後的體溫上升是黃體素作用的結果。

 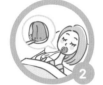 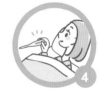

經 6 ～ 8 小時充足睡眠後，躺在床上不要急著起床，也不要做任何動作。

拿起基礎體溫計測量口腔溫度。如此測得的體溫稱謂基礎體溫。

基礎體溫計可精確測量十分之一度的體溫變化。

只要體溫稍升 0.5℃，記錄在基礎體溫表裡，就會呈現大幅度體溫變化。

判讀要點

婦女的基礎體溫有高低溫雙相變化表示有排卵發生，而且有黃體素的產生。當高溫期穩定而且持續一段時間表示黃體功能很好，黃體素的分泌充足。如果高溫期小於 11 天或是有上下起起伏伏的情形，就表示黃體功能不足，無法分泌足夠的黃體素。

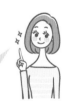

 它可以比較準確地反應卵巢的排卵功能，同時也可以忠實地呈現排卵後的黃體功能。

 實際上操作會比較麻煩，而且基礎體溫容易被其他因素干擾，例如失眠、性行為、生病發燒等等。因此無法精確的判斷排卵時間，只能用來判斷是否有排卵發生或是大概預測下一次月經週期的排卵時間。

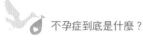

排卵測試器

（測試棒或測試紙）

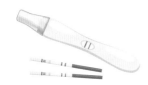

原理

正常在排卵前 24 ～ 36 小時內，婦女體內會產生大量黃體刺激素，以便誘發排卵。此時可以使用排卵測試劑在婦女尿液中檢測到黃體刺激素的存在。

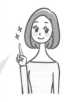

判讀要點

通常排卵測試器上會有兩個指示線，測試線（T）與對比線（C）。C 線是用來當作基準的，因此，不論妳的尿液中有無黃體刺激素，C 線的線條顏色都會很深。至於尿液中黃體刺激素的濃度高低，就要看 T 線的線條顏色深淺來判定。如果 T 線顏色較 C 線淺，或是無顯示，表示尚未排卵。如果 T 線顏色較 C 線深，或是兩者相等，表示已經達到黃體刺激素的高峰，提醒妳即將在 24 ～ 36 小時內排卵。

 它可以幫助妳準確地掌握卵巢排卵的時間，在黃體刺激素的高峰當天，以及前後 24 ～ 48 小時內行房（在此之前，先生最好禁慾 3 ～ 4 天），可以大大提高受孕的機率。

 用尿液中黃體刺激素的檢測來預測排卵的時間需要連續測試好幾天。例如上個月的月經週期為 28 天，就必須在月經來潮的第 10 天開始測試，每天固定一個時間進行尿液測試，一直到出現 T 線顏色較 C 線深，或是兩者相等時才算成功。如果婦女月經週期不規則，則測試天數會不斷延長，花費比較貴。另外，測試結果有時也不易判讀。

受孕與不孕之間

受孕所需的種種條件

在了解不孕症之前，我們先了解正常受孕的過程，有助於釐清一些迷思。首先，我們可以把正常受孕的過程想像成一齣戲劇的表演，需要具備下列要件，缺一不可。

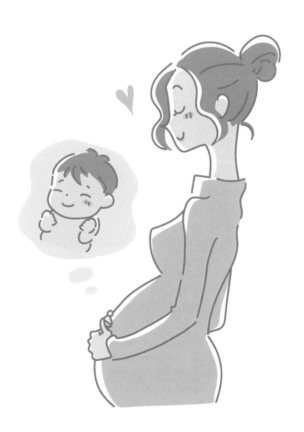

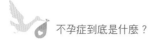

受孕所需的條件

男主角

精液中精子的數量要足夠，
精子的活動力及形態要正常。

女主角

卵巢排出正常成熟的卵子。

時間

排卵

在適當的時間（排卵日前
後1～2日內）行房。

場景 1

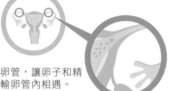

正常的輸卵管，讓卵子和精
子能夠在輸卵管內相遇。

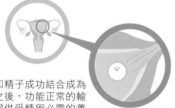

當卵子和精子成功結合成為
受精卵之後，功能正常的輸
卵管能提供受精卵必需的養
分幫助受精卵發育成長為早
期胚胎，並負責將之送入子
宮腔。

場景 2

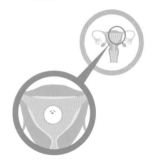

形態完整的子宮腔以及發育
良好的子宮內膜，供早期胚
胎著床之用。

支援團體

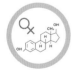

支持受精卵或是早期胚胎發
育的適宜賀爾蒙環境。

上述條件只要有一
個不正常，就會影
響受孕，導致不孕
的情形。

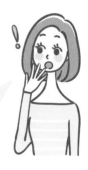

「不孕」不等於「不育」

根據統計資料，平均每 6 對夫婦中有一對有不孕的問題；年齡大於 35 歲的婦女，3 人中會有 1 人有不孕的困擾；平均 25 位男性會有 1 位有精子數量不足的問題。種種數據意味著，不孕症並不是罕見病症，相反地，是現代社會中許多人會遇到的狀況。

自然界中存在一種普遍的現象，就是越高等的生物其繁殖能力越差。人類是最高等的生物，故也是地球上繁殖能力最差的生物之一，在一個月經週期中，只有相當短的時段可以成功受孕。就算上述條件均具備的夫婦，其每一個月經週期的懷孕機會只有 25％。理論上，生育能力正常的夫婦在沒有採取任何避孕措施的情形下，85 ～ 90％會在 1 年內懷孕。差不多有 10％生育能力正常的夫婦無法在 1 年內成功懷孕，而只有 5％生育能力正常的夫婦在 2 年後仍然無法懷孕。

在這裡有必要做一點觀念上的澄清，一般我們所接觸到的不孕症夫婦，其實大部分只能算是生育能力低下（subfertility）而已，不能算是真的不育（sterility）。這些夫婦本身能夠產生卵子或精子，但是因為其他因素，例如賀爾蒙不平衡、生殖道的問題等，致使不容易受孕。這些夫婦只要借助醫師的幫忙，只要端視找出真正導致不孕的原因而給予適當的處置，其實很容易就能達到懷孕的目的。真正不育的病例，像是無卵子、無子宮、無精子等等是非常罕見的。

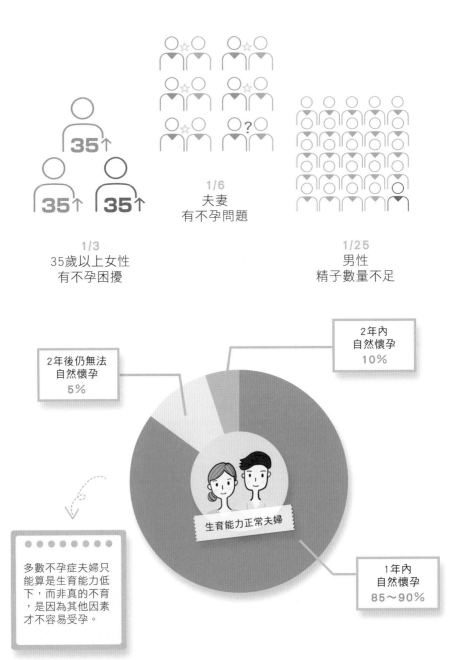

35↑
35↑ 35↑

1/3
35歲以上女性
有不孕困擾

1/6
夫妻
有不孕問題

1/25
男性
精子數量不足

2年後仍無法
自然懷孕
5％

2年內
自然懷孕
10％

生育能力正常夫婦

多數不孕症夫婦只
能算是生育能力低
下，而非真的不育
，是因為其他因素
才不容易受孕。

1年內
自然懷孕
85～90％

不孕症婦女自我風險評估表

　　不孕症婦女可以利用下面表格來進行自我評估。「綠色」代表不孕症風險極低、「黃色」代表不孕症風險低，可以嘗試自然懷孕。如果 12 個月內仍然無法自然懷孕，建議詢求不孕症專科醫師的協助，達成懷孕的目的。

　　「橙色」代表不孕症風險已經偏高了，建議不要花太長的時間嘗試自然懷孕。如果 6 個月內仍然無法自然懷孕，建議儘早詢求不孕症專科醫師的幫忙，盡早達成懷孕的目的。

　　「紅色」代表不孕症風險極高。只要發現有一項是「紅色」，不建議嘗試自然懷孕，應該儘早詢求不孕症專科醫師幫忙，盡早達成懷孕的目的。

不孕症婦女自我風險評估表

危險因子	單位	低風險	中風險	高風險
婦女年齡				
年齡	歲	<35	35~39	>40
卵巢庫存量及月經週期長短				
月經週期長短	天	23~35	>35	<23
卵巢竇卵泡計數（雙側）（Antral follicle counts）	個	11~30	5~10 或 >30	<5
抗穆氏管荷爾蒙（Anti-Müllerian hormone; AMH）	ng / ml	1.4~7.0	0.7~1.2 或 >8	<0.7

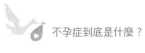

婦科病史及健康狀態				
努力嘗試懷孕的時間	月	<6	6~12	>12
骨盆腔發炎病史	次	0	1~2	>3
子宮外孕病史	次	0	1	>2
子宮內膜異位症病史	是 / 否	否	是	子宮內膜異位瘤
骨盆腔手術病史	是 / 否	否	腸道手術	卵巢 / 輸卵管手術
子宮肌瘤（黏膜下肌瘤 / 肌壁間肌瘤）	公分	0	<3	>3
子宮先天性異常 / 輸卵管水腫	是 / 否	否	–	是
曾接受過癌症化學治療	是 / 否	否	–	是
遺傳傾向及胎兒時期子宮內曝露				
母親的停經年齡	歲	>50	45~50	<45
母親懷孕期間吸菸	是 / 否	否	–	是
生活型態因素				
身體質量指數（Body Mass Index, BMI）	公斤 / 公尺^2	20~30	<20 或 30~35	>35
腰臀比（Waist/hip ratio）	–	<0.8	>0.8	–
吸菸	支 / 天	0	1~10	>10
飲酒	次數 / 週	0	1~6	>7
咖啡因飲料	杯 / 天	<6	>6	–
身體活動	–	輕 / 中度	重度	–
工作環境因素				
壓力	–	無 / 中度	高	–

風險指數：■很低　　低　■中　■高

資料來源：Kathrine Birch Petersen, Danish medical journal, 2016.

Chapter
2

不孕症檢查

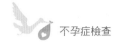

不孕症檢查

　　懷孕其實沒那麼容易，從精蟲及卵子的形成，到排卵、受精、著床等等，大約要經過十多個階段，只要有一個環節出錯，就會造成懷孕失敗。也因此最好男女雙方都接受檢查，才能找出癥結點。以下先就從女性的檢查項目及流程介紹起。

女性初診基本流程

檢查時機

　　隨時可接受初診，不過考慮到抽血檢查及後續檢查時程的安排，建議月經前 3 天檢查最佳。

　　懷孕是一連串複雜的過程，一般初次門診檢查包括詳細問診以了解過去病史、全身體檢、乳房檢查、陰道內診以及骨盆腔檢查，初步了解陰道、子宮、卵巢等重要構造的位置或功能有無異常。以下介紹不孕症門診常為女性進行的檢查及其意義。

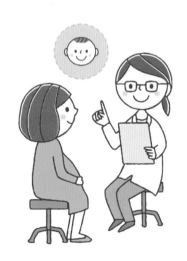

檢查方法與目的		可得知的問題
醫生詢問不孕的經歷、關於月經，還有過去的病史，藉由此調查基本的身體狀況。	問診	了解身體基本狀態，醫生將參考諮詢的內容，決定檢查與治療的方案。
記得將 2～3 個月的基礎體溫表帶來，已確認賀爾蒙分泌的節律。	確認基礎體溫	知道月經週期、有無排卵、黃體機能不全等問題。做為後續擬定檢查方案的參考。
將超音波探頭放在腹部上或是置入陰道內，用超音波觀測子宮、子宮內膜、卵巢及排卵的狀態。	超音波檢查	知道是否長有子宮肌瘤、卵巢腫瘤等。
將鴨嘴器置入陰道，觀察陰道、子宮頸、外陰部等有無異常病變。然後將陰道的鴨嘴器拿開，接著做觸診，醫師將左手中指及食指輕輕放入病患陰道內，右手置於病人下腹部往下壓，經由雙手的觸壓做檢查，了解子宮或卵巢是否長腫瘤及子宮內膜異位症等。	內診	是否患有子宮肌瘤、卵巢腫瘤、子宮內膜異位症等疾病。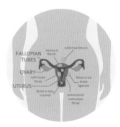

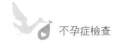

女性不孕症檢查項目及意義

　　不孕，不代表不能生育。真正的不育很少見，你所面臨的問題，通常只是某種程度的生育能力低下而已。不孕並非不治之症，正確的診斷是治療成功與否的主要關鍵，更有賴於夫妻雙方與專業醫師的充分溝通及信賴，才能找出導致不孕的真正原因。

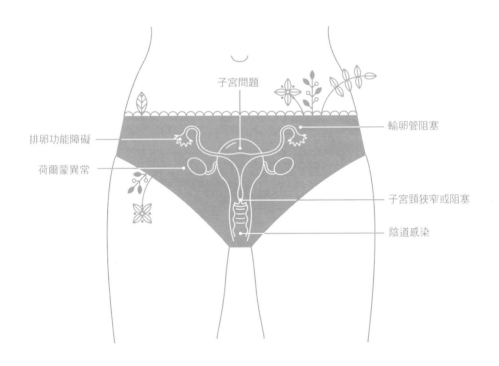

排卵或賀爾蒙因素 ▶ **可能原因**

- ■下視丘或是腦下垂體排卵異常
- ■多囊性卵巢症候群
- ■卵巢早期衰竭
- ■黃體功能異常
- ■早發性卵巢衰竭
- ■子宮內膜異位瘤（巧克力囊腫）
- ■高泌乳激素血症
- ■甲狀腺功能低下

檢查方法

■基礎體溫測量
它可以比較準確地反應卵巢的排卵功能，同時也可以忠實地呈現排卵後的黃體功能。

■賀爾蒙檢查
（請見關於孕勢的內分泌檢查）有助於了解大腦下視丘—腦下垂體—卵巢內分泌軸是否有問題。

■染色體核型分析
有助於了解婦女是否有染色體異常的情形。此項檢查為原發性閉經以及早發性卵巢衰竭的婦女必須檢查的項目之一。

■陰道超音波檢查
有助於了解卵巢的大小、形態、位置以及是否有卵巢腫瘤的存在。月經週期第 3 ～ 5 天的竇卵泡（小空腔濾泡）計數（Antral follicle count, AFC），從竇卵泡的數量來得知卵子庫存量及是否有多囊性卵巢疑慮。

輸卵管因素 ▶ **可能原因**

- ■輸卵管阻塞、沾黏或是輸卵管水腫
- ■外科手術導致的輸卵管缺陷

檢查方法

■子宮輸卵管攝影檢查
有助於了解子宮腔的形態以及輸卵管是否暢通無阻。

■腹腔鏡檢查
（屬門診手術，可以當天回家）
有助於了解骨盆腔內子宮、卵巢以及輸卵管的形態、大小以及相對位置。可以直接目睹輸卵管是否暢通、輸卵管是否有水腫、輸卵管是否有沾黏以及骨盆腔壁是否有子宮內膜異位病灶。

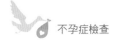

腹膜或 子宮因素	可能原因	腹膜因素 ■子宮內膜異位症 ■骨盆腔沾黏	子宮因素 ■先天子宮構造異常 ■子宮腔沾黏 ■子宮腺肌症 ■子宮肌瘤

檢查方法

■腹腔鏡檢查

（屬門診手術，可以當天回家）同腹腔鏡檢查

■陰道超音波檢查

同陰道超音波檢查

■子宮輸卵管攝影檢查

同子宮輸卵管攝影檢查

■子宮鏡檢查

（屬門診手術，可以當天回家）

可以直接目睹子宮腔的狀況，有助於了解子宮腔是否有沾黏、腫瘤或是先天異常等情形。

子宮頸因素

檢查方法

■子宮頸黏液檢查

有助於了解子宮頸黏液的量、彈性、羊齒狀結晶型態、細胞數量以及行房之後子宮頸黏液內活動精蟲的數量。

■子宮頸披衣菌培養檢查

披衣菌感染為婦女骨盆腔發炎最常見的原因，此項檢查有助於了解婦女是否有披衣菌感染的情形。

原因不明
（特發性）

檢查方法

■抗精子抗體、自體免疫抗體檢測、全套感染症檢查

有助於了解婦女本身是否感染披衣菌、B 型肝炎、C 型肝炎、梅毒、愛滋病、德國麻疹、弓漿蟲寄生症等感染症。

男性不孕症檢查項目及意義

由於生理構造的關係，一般會認為男性不孕症的檢查比女性簡單，但是實際上男性不孕症的正確診斷及治療往往是比較困難的，同樣不能輕忽。男性初次門診檢查包括詳細的過去病史（例如性生活史、性病史、外科手術病史、職業、個人嗜好以及藥物使用情形等等）、全身體檢、陰莖檢查、睪丸觸診以及肛門觸診。再來是精液分析，接著根據精液分析結果再繼續安排其他檢查項目。以下介紹不孕症門診常為男性進行的檢查及其意義。

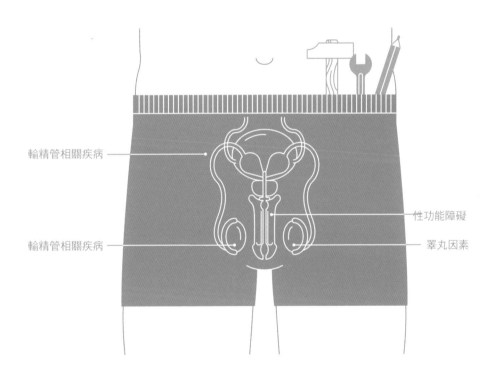

輸精管相關疾病

輸精管相關疾病

性功能障礙

睪丸因素

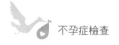

會導致男性不孕症的因素

睪丸因素 ▶ 檢查項目

■精液分析
有助於了解精子的數量、精子的活動力、精子的形態正不正常。

■賀爾蒙檢查
有助於了解大腦下視丘─腦下垂體─睪丸內分泌軸是否有問題

■染色體核型分析
有助於了解先生是否有染色體異常的情形。

■睪丸活體切片檢查
有助了解睪丸內細精小管或是間質組織狄氏細胞（Leydig cell）是否異常。切片檢查異常可證實是睪丸本身的問題。如果切片檢查正常，暗示是精子的運輸通路出問題。

輸精管因素 ▶ 檢查項目

■精液分析
同精液分析。

■精液培養
有助於了解是否有細菌或是披衣菌感染。

■賀爾蒙檢查
同賀爾蒙檢查。

■睪丸活體切片檢查
同睪丸活體切片檢查。

射精因素 ▶ 檢查項目

■尿液檢查
有助於了解是否有逆行性射精。精子存在於尿液裡。

■陰莖睪丸理學檢查
有助於了解陰莖、睪丸是否有器質上的問題。

其他因素

心理因素	內分泌因素	神經因素	抗精子抗體
檢查項目	**檢查項目**	**檢查項目**	**檢查項目**
■詳細個案隔離問診 有助於了解是否有心理上的問題。	■賀爾蒙檢查 有助於了解是否有心理上的問題。	■詳細的個案過去病史問診 有助於了解是否有脊髓受傷或是糖尿病病史。	■精子抗體檢測 有助於了解是否有抗精子抗體存在。

睪丸因素　　輸精管因素

問診

射精因素

確認基礎體溫

心理因素

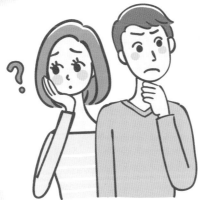

內診

神經因素

超音波檢查

抗精子抗體

血液、尿液檢查　　抗精子抗體

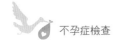

預測「孕勢」，妳需要的內分泌檢查

常聽人家說內分泌很重要，但你可知道，內分泌的數據可是與生育息息相關喔！這是因為內分泌的變化早於結構的變化，也就是說，在疾病生成之前，即可從相關內分泌看出端倪。

因此，能否順利懷孕，早已有跡可循，掌握內分泌狀況，也更能了解自己的「孕勢」。建議女性邁入 25 歲之後，最好每年檢測一下與生育相關的內分泌檢查（月經週期第 2 天或第 3 天抽血），不但能更清楚自己的身體狀況，也可幫助瞭解自己的受孕能力。以下就與受孕有關的內分泌檢查項目及功能做簡單介紹。

濾泡刺激素
（FSH）

檢查項目

■功能：
主要刺激生殖腺，促進卵泡發育、成熟。停經後，濾泡刺激素與黃體刺激素都會同時升高。

■評估：
可初步評估卵巢庫存量及濾泡成熟度。

■正常值：（單位：mIU／ml）
濾泡期 3 ～ 12（FSH>18　　停經（更年期）30 ～
試管成功率為 10%）；　　　120；
排卵期 6 ～ 25；　　　　　小孩：<3.0
黃體期 2 ～ 12；
28 歲正常婦女月經週期第 3 天建議參考值：2 ～ 7

黃體刺激素（LH） ▸ **檢查項目**

■功能：
促進排卵、黃體化（濾泡破裂釋放卵子，潰縮的濾泡形成黃體並開始製造黃體激素，體內黃體激素急遽上升，以準備子宮內膜好讓受精卵著床。）

■評估：
可初步評估卵巢是否提早黃體化或有多囊性卵巢症候群之可能。

■正常值：（單位：mIU／ml）
濾泡期 2.3～9.4；　　　　停經（更年期）5.2～
排卵期 10.6～44；　　　　56.7；
黃體期：0.5～17.4；　　　小孩 0.2～0.67
28 歲正常婦女月經週期第 3 天建議參考值：1～5

黃體激素（Progesterone） ▸ **檢查項目**

■功能：
由卵巢黃體細胞所分泌，當排卵後，卵泡細胞將轉換成黃體細胞，開始大量分泌黃體激素，主要作用在子宮內膜使其穩定，以利受精卵順利著床與維持懷孕。若是過低，則表示腦下垂體和卵巢功能低下，可能為無月經或排卵、妊娠異常。

■評估：
卵巢是否提早黃體化及濾泡品質。

■正常值：（單位：ng／ml）
濾泡期 0.1～1.4；　　　　黃體期 4.44～28.03；
排卵期 3.34～25.56；　　　停經後 0.1～0.73
28 歲正常婦女月經週期第 3 天建議參考值：＜ 1

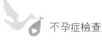

雌激素
（Estradiol）

檢查項目

■功能：
促進和調節女性性器官及副性徵的正常發育。

■評估：
初步用來評估濾泡品質及成熟度。

■正常值：（單位：pg／ml）
濾泡期 10 ～ 90；　　　黃體期 50 ～ 260；
排卵期 100 ～ 500；　　停經後 < 30
28 歲正常婦女月經週期第 3 天建議參考值：< 30

睪固酮
（Testosterone）

檢查項目

■功能：
女性體內雄性素（Androgen）的產生最主要有三種來源，即卵巢、腎上腺及周邊組織（脂肪）。可經轉化成為雌二醇。

■評估：
初步評估濾泡品質及成熟度，與多囊性卵巢症候群的可能。

■正常值：（單位：ng／dl）
14 ～ 76
28 歲正常婦女月經週期第 3 天建議參考值：14 ～ 76

泌乳激素
（Prolactin）

檢查項目

■功能：
刺激乳房之乳腺生長發育及製造乳汁，用來哺乳嬰兒，為孕期準備授乳所必備之荷爾蒙。此荷爾蒙平日受抑制，懷孕時急遽增加。與卵巢排卵荷爾蒙互相抗衡，太高將抑制排卵，導致不孕。

■評估：
初步用來評估濾泡品質成熟度。

■正常值：< 20（單位：pg／ml）
28 歲正常婦女月經週期第 3 天建議參考值：10 ～ 15

甲狀腺
促進激素
（TSH）

檢查項目

■功能：
甲狀腺功能亢進或低下，都會影響排卵與受孕，與是否能正常懷孕的關係相當密切。

■評估：
初步用來評估甲狀腺功能。

■正常值：0.5 ～ 4（單位：μIU ／ ml）
28 歲正常婦女月經週期第 3 天建議參考值：1.5 ～ 2.5

卵巢上皮
癌症指標
（CA-125）

檢查項目

■功能：
初步評估是否有子宮內膜異位症或卵巢癌。

■正常值：（單位：U ／ ml）
28 歲正常婦女月經週期第 3 天建議參考值：< 30
■說明：根據統計資料顯示，83%的卵巢上皮癌患者之癌症指標大於 35 單位，而其他健康人只有百分之一的機會高於 35％；但是其他癌症患者也會有異常增高的傾向，如子宮內膜癌、輸卵管癌、胰臟癌等，甚至連肺癌與乳癌都會讓指標值有些許增高。正常狀況下，如果在月經其中抽血，CA-125 時常都會超過 35 U ／ ml 以上，會造成誤判、誤診及不必要的緊張。因此，最好在月經乾淨 2 ～ 3 天後抽血才好。

檢查項目		
抗穆氏管荷爾蒙 （Anti-Müllerian hormone, AMH）	檢查項目	■功能： 了解目前的卵巢儲存卵子的庫存量。 ■正常值：（單位：ng／ml） 28 歲正常婦女月經週期第 3 天建議參考值：3 ～ 6 ng／ml ■說明：一直以來，抗穆氏管荷爾蒙扮演著胎兒性別發育的重要角色，如今更發現在女性卵巢中的顆粒細胞也會分泌抗穆氏管荷爾蒙，因此，藉由偵測血液中抗穆氏管荷爾蒙的量，即可做為評估卵巢庫存量的指標及多囊性卵巢疑慮。如果數值小於 1，表示卵巢功能很差了。如果數值太高，要懷疑多囊性卵巢症候群。

卵巢儲備功能檢測　檢查項目

■年齡：
是一項最基本也是最關鍵的預測因子，可預測自然受孕或試管嬰兒（In Vitro Fertilization, IVF）療程的成功率，也可用來預測卵巢對促排卵藥物的反應。

■其他可用來預測卵巢對促排卵藥物反應的預測因子：

預測因子	低反應	高反應
竇卵泡（小空腔濾泡）計數	< 4	> 16
抗穆氏管荷爾蒙（ng／ml）	< 0.8	> 6
濾泡刺激素（mIU／ml）	> 10	< 4

名詞解析

濾泡刺激素（Follicle Stimulating Hormone；FSH）
黃體刺激素（Luteinizing Hormone；LH）
黃體激素（Progesterone）
雌激素（雌二醇；Estradiol；E2）
睪固酮（Testosterone）
泌乳激素（Prolactin）
甲狀腺促進激素（Thyroid Stimulating Hormone；TSH）
卵巢上皮癌症指標（CA-125）
抗穆氏管荷爾蒙（Anti-Müllerian hormone；AMH）

認識婦科內視鏡

　　近年來，由於醫療技術的進步，90％以上的婦科開腹手術已由「內視鏡」所取代，而且「內視鏡」也是婦科的診斷利器，傷口小、恢復快、住院時間短、侵襲性少，已成為婦科手術的主流。

　　所謂「內視鏡」，基本上是將一條管狀的光學鏡頭伸入人體，外接光源及電視，可以將病人身體內部的構造呈現在電視銀幕上。其目的是希望不用開腹手術就能夠檢查病人體內的內臟器官。因此，內視鏡檢查的起源都是經由身體自然的孔道來執行，如胃鏡是經由口腔置入、大腸鏡是經由肛門置入等。後來漸漸發展出用手術的方法，建立一種人為的孔道（鏡頭導管或是器械導管，直徑約 0.5 ～ 1 公分）來執行腹腔、胸腔及關節等部位的檢查或手術。依照應用的部位，可區分如下。

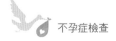
 # 婦科常用的內視鏡種類①

腹腔鏡

手術器械需經由額外的器械導管置入，通常會選擇左下腹、恥骨上緣及右下腹的位置，視手術的難易度可以選擇 2～3 個手術器械來執行手術。

以一支細長的導氣針，將二氧化碳導入腹腔內，其目的是藉由腹腔裡充滿氣體讓肚子脹起來，方便腹腔鏡導管的插入。

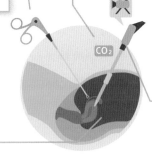

等到腹腔壓力到達一定的程度時，於肚臍下緣插入腹腔鏡導管並置入腹腔鏡。

腹腔鏡導管直徑為 1～1.2 公分左右，其內管前端為一支尖銳的釘狀結構，以順利將導管穿過肚皮插入腹腔內。

一般婦科腹腔鏡會使用「氣腹法」，在全身麻醉下進行。
氣腹法不但可以增加肚皮與腸子、腹腔後大血管之間的距離，也可以增加腹腔內手術操作的空間，提高手術的安全性。

 手術傷口小、恢復快、住院時間短，以及對於腹腔內的器官侵襲性少。甚至於有些簡單的腹腔鏡手術，可以不必住院，術後休息 4～8 個小時即可回家。

 當然它也會有類似傳統開腹手術的併發症。在有經驗的醫師操作下，腹腔鏡手術發生併發症的機率很低，不需要太擔心。

婦科常用的內視鏡種類②

子宮鏡

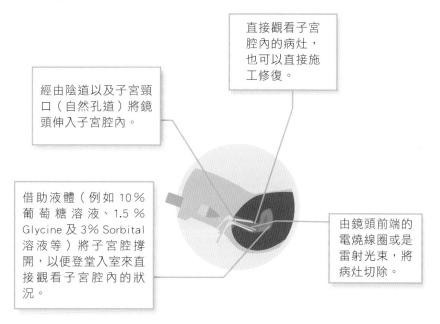

直接觀看子宮腔內的病灶，也可以直接施工修復。

經由陰道以及子宮頸口（自然孔道）將鏡頭伸入子宮腔內。

借助液體（例如 10％葡萄糖溶液、1.5％ Glycine 及 3% Sorbital 溶液等）將子宮腔撐開，以便登堂入室來直接觀看子宮腔內的狀況。

由鏡頭前端的電燒線圈或是雷射光束，將病灶切除。

所謂「子宮鏡」，就是一支直徑為 0.5 ～ 0.7 公分的細長光學鏡頭，有軟式及硬式兩種產品。

有別於一般臨床常用的超音波以及子宮輸卵管造影檢查。

 完全無傷口，術後恢復時間快，目前廣泛應用於婦科子宮腔內病灶之診斷及治療。尤其是針對不孕症患者，更是一項不可多得的利器。

 當然，子宮鏡手術也有它的缺點，主要是因為子宮鏡需要借助液體將子宮腔撐開，因此手術時間不宜太長，以免病人體內吸收過多的液體，導致體液容積過量，產生低鈉血症、胸腔積水以及腦水腫等嚴重的併發症。

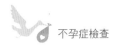

婦科內視鏡發展的過去及未來

內視鏡的發展可以追溯至 17 世紀的歐洲大陸，文獻記載西元 1806 年，德國人飛利浦 · 波契尼（Philipp Bozzini）發明了一種器械，並將之取名為「光導器」（Lichtleiter），類似婦產科內診時所使用的陰道撐開器，可以借助燭光和反射鏡，經由自然孔道來探索人體的內臟器官。然而，波契尼當時卻因此遭到維也納醫學院懲處，並禁止他進行這樣的研究。一直到 1853 年，法國醫師安東尼 · 德索爾莫（Antoine Jean Desormeaux）才正式將該器械使用於人體，以進行泌尿道系統檢查，後來被譽為「內視鏡之父」。

初期的內視鏡礙於光源及操作等問題，發展腳步緩慢。19 世紀末，電燈問世之後，內視鏡的光源問題才能夠有大幅度的改進。1910 年，瑞典醫師漢斯 · 雅各布烏斯（Hans Christian Jacobaeus），首先發表了執行胸腔鏡檢查成功的案例，並在 1911 年接著發表了腹腔鏡的案例，享譽一時。1936 年，瑞士醫師博世（Boesch）執行了第一例腹腔鏡輸卵管結紮手術。1944 年，法國醫師勞爾 · 帕爾默（Raoul Palmer）醫師提倡手術中讓病人躺成頭低腳高的垂頭仰臥式（Trendelenburg Position）臥姿，好讓腹腔內的腸子往頭部移動、遠離骨盆腔，並將氣體灌入腹腔內，以便增加骨盆腔內手術操作的空間，使得婦科腹腔鏡手術更加安全，這種方法一直延用至今。之後，有賴於光學、電子影像學、熱力學以及止血系統的不斷改進，使得婦科內視鏡手術變得神通廣大。

自從 1964 年舉辦了第一屆國際婦科內視鏡研討會，而至 1989 年美國醫師哈利 · 萊許（Harry Reich）發表第一例腹腔鏡子宮全切除術之後，婦科內視鏡手術正以飛快的速度在進步中。近年來，手術用機械臂已廣泛應用於外科手術，醫師可以在遠處遙控機械臂進行手術。其功能強大，可以執行一些被認為是人為操作所無法做到的手術動作；唯一缺點就是價錢昂貴。但是在可預期的未來，機械臂輔助式腹腔鏡手術將會完全取代傳統的剖腹手術，成為婦科手術的主流。

婦科內視鏡的應用範圍

婦科內視鏡的應用範圍廣泛，從早期應用於不孕症病人的診斷性腹腔鏡及診斷性子宮鏡，到目前幾乎 90％以上的婦產科開腹手術，都可以用手術性腹腔鏡或是手術性子宮鏡所取代。以下將腹腔鏡以及子宮鏡的適應症作一個整理，希望讀者能夠一目了然。

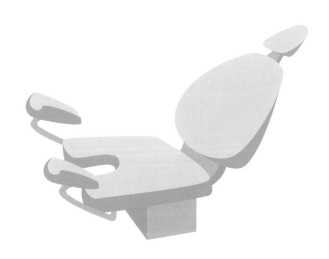

腹腔鏡手術的適應症

不孕症	症狀與治療	■子宮內膜異位症 ■骨盆腔沾黏 ■先天構造異常 ■子宮腔沾黏 ■子宮腺肌症	▶	經由腹腔鏡可以針對病灶做局部電燒、沾黏剝離或輸卵管整形手術。
經痛	症狀與治療	■子宮內膜異位症 ■子宮腺肌症 ■骨盆腔沾黏 ■骨盆腔充血	▶	經由腹腔鏡可以針對病灶作局部電燒或沾黏剝離等手術。
慢性下腹痛	症狀與治療	■慢性骨盆腔發炎 ■骨盆腔沾黏 ■子宮內膜異位症	▶	經由腹腔鏡可以針對病灶作局部電燒或沾黏剝離等手術。
腹腔內積血	症狀與治療	■破裂／未破裂的卵巢囊腫 ■破裂的子宮外孕	▶	經由腹腔鏡可以針對病灶作卵巢囊腫剝離或輸卵管切除等手術。
良性卵巢腫瘤	症狀與治療	■卵巢巧克力囊腫 ■卵巢畸胎瘤 ■良性黏液腺瘤 ■良性漿液腺瘤	▶	經由腹腔鏡可以作卵巢囊腫剝離或卵巢切除等手術。
良性子宮腫瘤	症狀與治療	■子宮肌瘤 ■子宮腺肌症	▶	經由腹腔鏡可以作子宮肌瘤切除、子宮腺肌症病灶切除或子宮全切除等手術。

婦女尿失禁	治療方式	經由腹腔鏡可以針對病灶做局部電燒、沾黏剝離或輸卵管整形手術。
早期的子宮內膜癌	治療方式	經由腹腔鏡可以作骨盆腔淋巴結摘除及子宮全切除手術。
子宮頸癌	治療方式	經由腹腔鏡可以作骨盆腔淋巴結摘除及根除性子宮全切除手術。

子宮鏡手術的適應症

不孕症	症狀與治療	■子宮腔沾黏 ■子宮腔中隔	▶	經由子宮鏡可以針對病灶作沾黏剝離或子宮腔中隔切除手術，達成子宮腔整形的目的。

子宮內膜瘜肉	治療方式	經由子宮鏡可以作子宮內膜瘜肉切除手術。
子宮黏膜下肌瘤	治療方式	經由子宮鏡可以作子宮肌瘤切除手術。
反覆性子宮功能異常性出血	治療方式	針對藥物治療反應不佳者，可以考慮經由子宮鏡作子宮內膜破壞手術，以達到治療的目的。

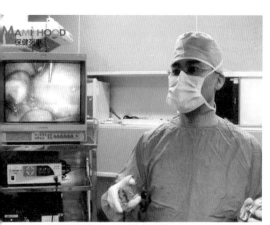

MAMI HOOD
保健列車

近年來，由於醫源技術的進步，90%以上的婦科開腹手術已由「內視鏡」所取代，而且「內視鏡」也是婦科的診斷利器，傷口小，恢復快，住院時間短，侵襲性少，已成為婦科手術的主流。

深入人體，醫療新尖兵
認識婦科內視鏡

※文／台北醫學大學附設醫院婦產科暨生殖醫學中心專任主治醫師 王瑞生
※觀／李玉嬋　※照片提供／王瑞生醫師

所謂「內視鏡」，基本上是將一條管狀的光學鏡頭伸入人體，外掛光源及電視，可以將病人身體內部的構造呈現在電視螢幕上，其目的是希望不用開腹手術就能夠檢查病人體內的內臟器官，因此，內視鏡檢查的把都都是經由身體自然的孔道來執行，如嘴巴是經由口腔進入，大腸鏡是經由肛門進入等，後來漸發展出用手術的方法，建立一種人為的孔道，建立一種人為的孔道（鏡頭導管或是器械導管，直徑約0.5～1公分）來執行腹腔、胸腔及關節等部位的檢查或手術。

MAMI HOOD
保健列車

陰道鏡

〈方法〉

所謂「陰道鏡」，基本上就是一種放大鏡，用來觀察子宮頸口表面，尤其是子宮頸的柱狀上皮與陰道表面的鱗狀上皮的交界處（特別稱之謂「鱗柱狀上皮吻合處」）。鱗柱狀上皮吻合處附近的表皮細胞一直處於快速變化的狀態，會受到婦女體內荷爾蒙、陰道酸鹼值、性接觸以及陰道感染等身體內在及外在環境的影響，柱狀上皮會逐漸被鱗狀上皮所取代，這一帶隨時在變化的區域就稱為「轉換帶」，這個轉換帶區域內的表皮細胞在變化的過程中，如果不小心受到畸形病毒、濕疣病毒感染，或是受到化學致癌物的刺激，就比較容易發生細胞往不正常的方向發展，而導致癌病變的發生。因此，當子宮頸抹片報告有異常時，醫師就會使用陰道鏡來做為輔助診斷的工具。陰道鏡檢查與子宮頸抹片檢查的形式完全一樣，病人躺在婦科內診檯上採取做子宮頸抹片檢查時一樣的姿勢，陰道鏡的鏡管就露在距離陰道口大約30公分的地方，醫師就利用輔助光源及陰道鏡的放大作用，將子宮頸局部放大10X～40X（倍），可以仔細觀察子宮頸轉換帶區域的形態變化，來判斷病灶的位置。

另外，在陰道鏡局部放大的效果下，可以更精確的作病灶部位的切片取樣，提高病理診斷的準確度，以利早期發現子宮頸的癌前病變（CIN），早期治療。

〈優點〉

陰道鏡檢查不需要將鏡頭伸入陰道內，完全不同要接觸到病人，也不需要麻醉，基本上就是一個附有放大鏡的攝影機，因此沒有任何危險性及併發症，臨床上，配合子宮頸抹片、陰道鏡及陰道鏡下的子宮頸切片檢查三種檢查，可以將子宮頸癌的診斷準確性提高至98%以上，這種三位一體的檢查步驟，已經成為現代子宮頸癌的標準診斷方法。

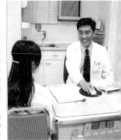

婦科內視鏡發展的過去及未來

內視鏡的發展可以追溯至十七世紀的歐洲大陸，文獻記載西元1806年，德國人Philip Bozzini發明了一種器械取名為「Lichtleiter」，類似婦產科內診時所使用的陰道擴張器，可以借助燭光和反射鏡，經由自然孔道來探查人體的內臟器官，但是被當時維也納醫學院恥處並禁止進行這樣的研究，一直等到1853年，法國醫師Antoine Jean Desormeaux才正式將「Lichtleiter」器械使用於人體，進行泌尿道系統檢查，後來被譽為「內視鏡之父」。

初期的內視鏡發展在光源及操作等

資料來源：王瑞生《嬰兒與母親》雜誌，2006年6月號

Chapter

3

不孕症的成因

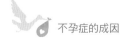

不孕症成因概述

不孕症的原因很多,其中女性因素約佔 40％、男性因素約佔 40％、夫婦雙方因素約佔 10％、其他原因不明因素約佔 10％。另外,大約 40％的不孕夫婦為原發性不孕,即從來沒有懷孕過;60％的不孕夫婦為次發性不孕,指的則是曾經懷孕過,但是後來一直無法受孕的夫婦。

女性不孕原因

若要成功懷孕,從精子、卵子的製造及形成,到排卵、受精、著床等,只要這些過程中的任何一個環節出錯,都可能導致懷孕失敗。對於女性來說,常見引起不孕的原因概述如下。

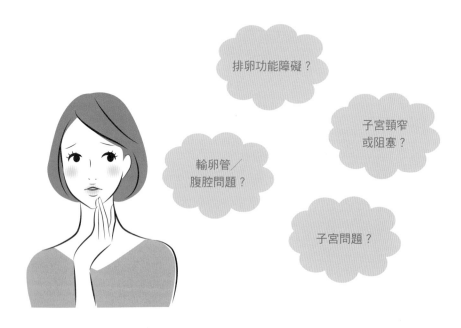

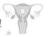

排卵功能障礙

　　排卵功能障礙是造成女性不孕最常見原因，其中月經量少或是不來，可能都是排卵障礙的表現徵狀。造成排卵功能異常的原因包含以下幾種。

濾泡刺激素、黃體刺激素的異常分泌	多囊性卵巢症候群
這2種激素造就女性的月經週期，情緒緊張、體重大幅變化等都會影響此激素的分泌。	主要的症狀包括月經異常、體重增加、青春痘增多，合併卵巢呈現多發性的囊狀結構。
黃體期缺陷	卵巢早衰
會導致排卵後黃體激素分泌不足，進而影響子宮內膜異常，使得胚胎無法著床、或是著床後胚胎發育不良而流產。	通常是由自體免疫攻擊卵巢組織所造成的。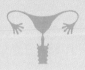

輸卵管／腹腔問題

　　輸卵管可能全部或是部分阻塞，妨礙精子與卵子結合，難以順利進入子宮著床，其原因大多為感染、子宮內膜異位症、動過子宮外孕或骨盆腔手術。其中子宮內膜異位症是指子宮內膜生長在子宮腔以外的地方，因而造成的疾病。若是子宮內膜異常長在卵巢和骨盆腔，就會造成沾黏，並妨礙輸卵管的正常活動，以及從卵巢排出卵子的功能。

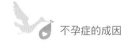

子宮頸狹窄或阻塞

造成此項問題的原因，可能是遺傳、子宮頸損傷、子宮頸披衣菌感染或子宮頸黏液異常。子宮頸黏液對於精子是否能順利通過生殖道扮演著重要角色，有些女性甚至會在黏液中發現抗精蟲抗體，導致精蟲活動力受損，因而無法順利讓卵子受精。

子宮問題

子宮問題包括子宮內良性息肉、腫瘤，或是先天性的子宮構造異常。另外，子宮內膜的疤痕或子宮內膜沾黏也會影響受精卵著床，進而妨礙生育。

男性不孕原因

男性精子的品質及數量，可說是受孕成功與否的重要關鍵，可分為以下 4 項來觀察。

精液異常

正常男性每毫升的精蟲數量應為 8,000 萬，若低於 1,500 萬就算是寡精症，而精液中的精子形狀異常或是活動力減弱都不容易讓卵子受精，就算受精成功，胚胎發育也會不順利。

睪丸因素

睪丸是製造精子的地方，其中精索靜脈曲張容易影響精子品質跟數量，是造成男性不孕的最常見原因。另外，像是隱睪症、染色體異常、賀爾蒙異常、睪丸遭外力撞擊、感染性疾病等，都可能影響睪丸正常的造精功能。

精子運輸系統出現問題，使得精子無法排出，像是先天性無

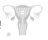

輸精管症、後天輸精管阻塞、或是因淋病而引起輸精管發炎，都算是輸精管相關疾病，使得女性不易受孕。

性功能障礙

男性患有尿道下裂、陰莖過短、陽萎、早洩，這些性功能障礙都會讓男性無法在女性體內射精。

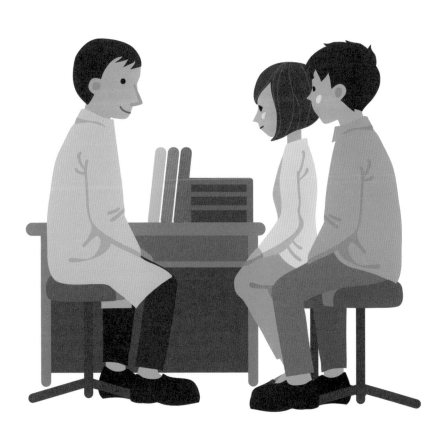

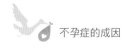

雙方都是不明原因，怎麼辦？

　　除了以上分別講述的原因之外，不明原因導致的不孕，在男女雙方都是常見現象，若夫妻雙方都無法確診病因，對於生子更會顯得無力。若是因不明原因所導致的不孕，只代表夫妻不容易自然懷孕；如果能從雙方體內分別將精子及卵子取出，醫師亦能利用試管嬰兒等方式協助懷孕。

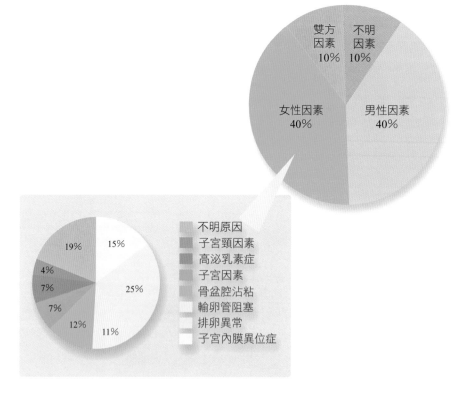

參考資料：WHO Technical Report Series. Recent Advances in Medically Assisted Conception Number 820, 1992, pp 1-111.

關於男性不孕症的部分，本章僅簡單概述，後續將會有專章深入討論此原因。

治療不孕症
好想要有小孩！ 夫妻雙方都有分

根據統計，國內不孕症的發生比例約占10%～15%，雖然現今晚婚情況普遍，但導致不孕症的因素不只是生育年齡，還包括身體狀況、環境等皆是。對於部分夫妻來說，「生孩子」變成一件難事。但不孕並非單一一方的事，夫妻雙方應該共同面對，找出問題積極治療。

文／高凡淨　採訪諮詢／育馨婦產科診所院長王瑞生

諸多因素導致不孕症，男、女性本身因素約各佔40%、夫妻雙方合併產生的因素約佔10%、其他原因不明因素則有10%。此外，大約40%的不孕夫妻屬於從未懷孕過的原發性不孕，另外60%則為曾經懷孕過但後來卻一直無法受孕的繼發性不孕。育馨婦產科診所院長王瑞生提醒，若夫妻發覺不容易受孕，雙方都應積極接受治療，才有機會懷上愛的結晶。

不孕症＝不能懷孕？

王瑞生院長表示，正常行房的夫妻每個月能夠成功受孕的機率約20%～25%左右，若是將時間拉長到1年，受孕成功機率約為85%～90%。因此1年內有正常性生活（至少1週行房1～2次），且在男女雙方身體功能正常、沒有做避孕措施的情況下，但沒懷孕或是懷孕未能足月即流掉，就可稱為不孕症。

不孕症就代表不會懷孕嗎？王瑞生院長進一步解釋，真正的不孕症，指的是男女雙方本身無法製造精子或卵子，例如：女性天生無子宮、卵巢早衰、男性睪丸無法造精、腦下垂體分泌荷爾蒙異常等，有著以上問題的男女性，才算是真正患有不孕症。

資料來源：王瑞生，《媽媽寶寶》雜誌，2019年1月號。

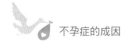

排卵功能障礙：認識多囊性卵巢症候群

相信許多人都聽聞過「多囊」這種症狀，「多囊」全名為「多囊性卵巢症候群」（Polycystic Ovary Syndrome, PCOS），與排卵功能息息相關，當然跟受孕機率也有很大關連。以下將從實際案例進行解析，讓各位逐步了解「多囊性卵巢症候群」及其影響層面與診療方式。

好孕診療室 一位 22 歲的年輕女性因月經不順（月經一年少於 6 次）來到診間。問診結果，該名女性的初經發生在 11 歲，且從 13、14 歲起，除青春痘之外，更有汗毛粗黑、長出小鬍子的狀況。此外，自高中時期，體重便難以控制地不斷增加，截至看診時，BMI 值已超過 24——根據國民健康署的劃分，已達過重標準。經抽血發現，這位女性的睪固酮激素偏高，確診為多囊性卵巢症候群。

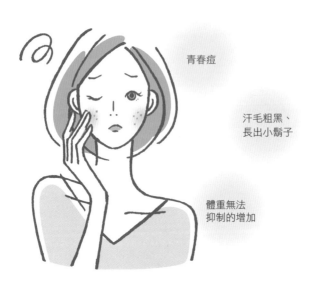

青春痘

汗毛粗黑、
長出小鬍子

體重無法
抑制的增加

何謂多囊性卵巢症候群？

多囊性卵巢症候群是一種荷爾蒙失調所導致的卵巢疾病，成因可能與胰島素阻抗有關。胰島素阻抗的意思是同樣的血糖濃度，患者需要更多的胰島素，才能讓葡萄糖進入細胞；但這同時也會讓女性體內的睪固酮濃度增加，導致多囊性卵巢症候群。

多囊性卵巢症候群的真正盛行率尚無定論，一般認為約佔育齡女性之 4 至 8％。不過，不同的診斷標準（diagnostic criteria）將產生有不同的盛行率數據。例如若根據鹿特丹診斷標準（Rotterdam diagnostic criteria）判斷，多囊性卵巢症候群之盛行率就會提高為 18％。

另外，不同體重的女性，其多囊性卵巢症候群之盛行率也有所不同。由於多囊性卵巢症候群女性的人口比例問題，使得每年耗費在多囊性卵巢症候群女性的醫療費用不斷提高。

多囊性卵巢症候群的成因

學術界認為，女性會患有多囊性卵巢症候群是「基因」使然，但至今沒有明確的病因說法。一般都認為多囊性卵巢症候群可能是一種代謝疾病，是因卵巢異常分泌過多的雄性激素，促性腺激素（Gonadotropins，包括濾泡刺激素及黃體刺激素）異常分泌所引起。

近年研究還發現，因胰島素阻抗性所引起的胰島素過高也與此有關。過高的胰島素導致體內的胰島素分泌量增加，刺激卵巢細胞產生更多的雄性激素，並影響卵巢功能。

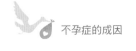

多囊性卵巢症候群並非無非無法控制，我們仍然可以通過後天努力，保持運動，控制飲食，再加上服用藥物，以減少多囊性卵巢症候群的症狀。

多囊性卵巢症候群的症狀

上一節我們初步了解了多囊性卵巢症候群，目前這類患者的人數佔生育年齡婦女的 4 ～ 8％，是一種發生率很高的疾病，以下便是多囊性卵巢症候群導致的特徵與症狀：

慢性不排卵

月經不規則、月經過少或無月經，由於慢性不排卵而使子宮內膜長期曝露於雌激素的單向刺激，將來發生子宮內膜增生，甚至子宮內膜癌的機率就可能增加。慢性不排卵表示卵巢濾泡生長異常，台灣俗稱「四季經」，春夏秋冬各來一次，就是屬於多囊性卵巢症候群。

不孕

正常情況下，女性在月經初期會有一群（大約 10 個左右）卵泡會被啟動成長，接近排卵時只會剩下一個卵泡發育成熟並排卵，其他的卵泡不是被吸收，就是等待下一個週期。而多囊卵巢患者的卵巢中，會有很多小而不成熟的卵泡，多達 20 個以上，腦下垂體分泌的濾泡刺激素分配下來的量，連一個卵泡都培養不起來，因此才出現不排卵現象而導致不孕症。

雄性激素過多

雄性激素過多，容易產生以下症狀：

肥胖	多毛症
西方婦女大約有 30 ～ 60％ 的患者會有肥胖的症狀，但這種肥胖不同於正常婦女的肥胖型態，是屬於下半身梨子型的肥胖；但東方婦女合併雄性激素偏高的多囊性卵巢症候群患者肥胖的比例卻沒有那麼高，約為 10％ 左右。	多囊性卵巢所導致的多毛症，主要是於身體的中線發現過多的毛髮生長，就其臨床表徵而言，可能因種族而有不同的差異，例如西方人可能有 70％ 的多囊性卵巢症候群患者有多毛的症狀，但只有 10％ 的東方人會出現明顯的多毛或肥胖等症狀。
痤瘡（青春痘）	黑色棘皮病
對於一些經由傳統治療無效的痤瘡患者，也常發現有多囊性卵巢症候群的存在，這些痤瘡發生在臉部與下腹恥骨聯合上方部位，其他常見的部位包括胸部、雙乳間、大腿內側與會陰部等。	雄性激素過多症另一個常見的特徵就是所謂「黑色棘皮病」（Acanthosis nigricans）或「黑色角化病」，也就是在全身、腋下、胯下或有皺摺的皮膚處，呈現過度色素化的現象，但這些現象在東方人亦較少見。

胰島素阻抗增加

　　多囊性卵巢的患者比較容易形成一種所謂類似糖尿病的狀況，這些病患在以後的日子裡也比較容易罹患糖尿病。

　　以上是多囊性卵巢症候群常出現的特徵，如果女性朋友發現自己有上述症狀，不妨多留心觀察，或者直接就診確認。台灣本土研究（萬芳醫院）近年在美國生育醫學會的官方期刊上發表台灣多囊性卵巢症候群病患資料，發現依據 2003 年鹿特丹診斷標準

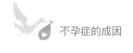
的定義，台灣 170 名多囊性卵巢症候群病患有 91％多囊性卵巢型態，79％有排卵障礙，59％雄性激素過高，臨床上約 30％多毛症，41％青春痘，雄性禿 9％，其中 39％多囊性卵巢症候群病患肥胖。與西方人種相比，台灣多囊性卵巢症候群婦女臨床上表現較少的多毛症與較多青春痘。

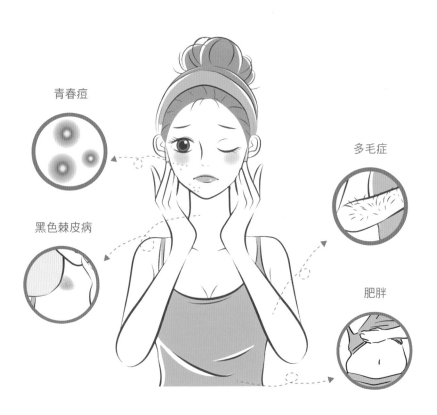

多囊性卵巢症候群的診斷

目前國際的診斷共識仍依 2003 年由歐美專家在荷蘭鹿特丹的會議為多囊性卵巢診斷標準所定義，只要符合 3 項中的 2 項，並排除其他像「庫辛氏症候群」（Cushing's syndrome），「卵巢或腎上腺腫瘤」等可能引起雄性素過多症的可能性，就可以診斷為多囊性卵巢症候群。以下為 3 項診斷依據：

生理期延遲

不是大半年來一次，就是週期長達 2 ～ 3 個月才來。且經血量忽多忽少不固定。

雄性荷爾蒙偏高

手毛、腳毛變多，人中出現小鬍鬚、長青春痘、大量掉髮。或是，抽血檢驗確認雄性荷爾蒙偏高。

超音波檢查顯示有多囊性卵巢

超音波檢視下，卵巢四周聚集彷彿珍珠項鍊般，大小不一的濾泡囊腫。在單個卵巢中，直徑 2 ～ 9 毫米的濾泡數目有 12 個以上，或是卵巢體積大於 10 立方公分，就符合診斷的條件。

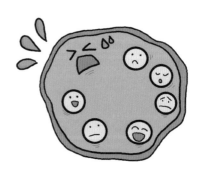

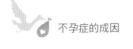

多囊性卵巢造成的影響

　　多囊性卵巢症候群是女性懷孕問題最常見的原因之一，許多多囊性卵巢症候群女性將耗費比平常更長的時間懷孕，或者需要藉由幫助才能達成。很多人以為多囊性卵巢造成的影響只有肥胖，其實不然，多囊性卵巢症候群體質者不僅有受孕困難、易胖體質等問題，據統計，年輕女性罹患多囊性卵巢症候群者，其葡萄糖耐受性測試不正常占 35%，成人型糖尿病占 10%，是相同體質的正常女性的 3 倍。若未妥善治療、管控飲食內容、調整生活作息，未來罹患下列四大代謝相關疾病的風險會增加。

糖尿病
胰島素阻抗增加

多囊性卵巢症候群患者會產生胰島素阻抗的現象，會刺激體內胰島素濃度上升，醣質新生作用增加且合成為脂肪，引發代謝性疾病，導致肥胖和糖尿病上身。
因多囊性卵巢症候群的患者代謝功能普遍不佳。若未適度調理，往往會伴隨有高血脂、三酸甘油酯異常等症狀發生，未來心血管疾病的風險較正常人高出許多。

子宮內膜病變

患者在長期沒有排卵，體內無足量黃體素的情況下，子宮內膜曝露於長期雌激素的單向刺激，其未來發生子宮內膜異常增生、病變風險將大幅提升，甚至可能因此罹患子宮內膜癌，值得注意。
在一項研究發現，健康女性一生中罹患子宮內膜癌的風險為 3%，未經治療的多囊性卵巢症候群女性則為 9%。

脂肪肝

國外研究發現，有多囊性卵巢症候群問題的婦女，得到非酒精性脂肪肝的盛行率更高達 40 ～ 55%。

除了上述影響，多囊卵巢症候群也會直接導致經期不順或月經不來的問題，因多囊卵巢綜合症患者的卵泡不容易發育成熟而排卵，雄性激素分泌也會增加。雄性激素隨後會轉變成雌激素酮（雌酮，Estrone, E1），它是一種比較弱的雌激素，（正常成熟卵泡分泌的雌激素是雌二醇），這種雌激素一樣會刺激子宮內膜增生。但因為不排卵，導致沒有黃體素的生成，子宮內膜就不會定期剝落而產生月經來潮。

　　持續性的子宮內膜增生容易造成子宮內膜癌，如果暫時沒有備孕計畫的女性，可以服用口服避孕藥，或者定期使用黃體素，使子宮內膜定期剝落，進而預防子宮內膜癌的發生。

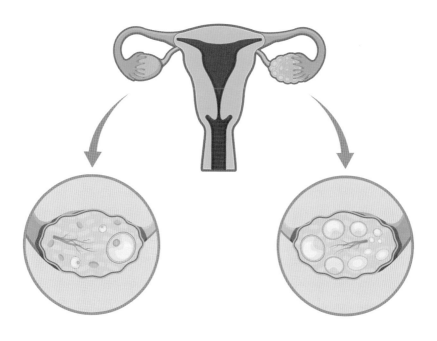

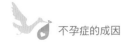

多囊性卵巢症候群的治療策略

多囊性卵巢症候群的治療方式

前面談了這麼多關於多囊性卵巢症候群的相關知識，多數人最關心的應該是，如果罹患此症應該如何治療？首先要先有個認知，想改善多囊，必須先改變生活型態，在進行治療之前，先確認要不要懷孕，因為用的藥並不相同。接下來就是男性荷爾蒙作用太強的問題，會不會非常困擾妳？以上問題都確認之後，才能根據需求進行更有效率的治療。一般來說，治療方式可分為下列幾種：

一般治療（生活型態調整）

患者需要積極定時做運動鍛鍊，減少高脂肪、高糖食物的攝取，降低體重，補充肌醇維他命。這樣可以促使體內雄性激素下降，對恢復排卵有利。

藥物治療

藥物治療通過對抗雄性激素的作用，促使卵巢排卵。使用的藥物主要是口服避孕藥，同時可以調整月經週期。一般服用 3～6 個月左右，如果雄性激素檢測處於正常範圍，即可以停止服藥。藥物治療大致可分為以下幾種。

口服避孕藥

合成的黃體激素加雌激素，可以抑制性腺激素的分泌，也抑制卵巢分泌雄性激素，而且降低雌激素對子宮內膜的刺激，讓內膜暫時休息直到恢復。

刺激排卵藥物

此類藥物可分為口服及針劑型式。如果計劃懷孕，醫師可能會開刺激排卵藥物，促進卵泡成熟，誘發排卵。

胰島素增敏劑（Metformin）

可藉減少肝臟製造和釋出葡萄糖的機制，降低胰島素分泌，並改善排卵狀況，還有抑制雄性激素分泌。

腹腔鏡手術治療

如果上述兩種方法效果不明顯，可以考慮腹腔鏡手術，在腹腔鏡下，穿刺卵泡，使得卵巢分泌的雄性激素下降，進而達到治療目的。

萬一口服及打針都無法有效刺激排卵受孕，便會建議進一步使用人工生殖的技術，包括人工授精或是試管嬰兒等方式。

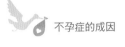

針對不想懷孕／想懷孕患者的治療方式

暫時不想懷孕的患者

治療方式多為定期使用黃體激素（每隔 45 ～ 60 天），使月經來潮，進而減少子宮內膜癌的風險。或者口服避孕藥，以此抑制性腺激素的分泌，也抑制卵巢分泌雄性激素，並可維持每月月經來潮。如果男性化比較嚴重，建議服用抗雄性激素較強的避孕藥。此外，也會視血液胰島素濃度問題，考慮使用口服降血糖藥 Metformin。當然，用藥的基本前提，就是與專業醫生詳細討論，確認需求之後才能下最精準的決定。

想懷孕的患者

多囊性卵巢症候群的患者之所以難受孕往往是因為排卵功能有障礙，所以最有效的方式就是口服排卵藥 Clomiphene citrate，如果服藥後仍無法有效排卵或受孕，接下來就應考慮包括打針刺激的排卵藥物，像濾泡刺激素、黃體刺激素、人類停經後性腺刺激素（Human Menopausal Gonadotropin, HMG）、人類絨毛膜性腺激素（Human Chorionic Gonadotropin, HCG）、性腺激素釋放素促進劑（Gonadotropin Releasing Hormone, GnRH-a）等等。

> ### 好孕診療室　試管療程解決多囊不孕問題
>
> 許小姐是一位 35 歲的不孕症患者，不孕時間長達 2 年多。做過人工授精幾次失敗之後，她決定嘗試進行試管嬰兒療程。基於她有 2 年多的不孕症病史，以及多囊性卵巢症候群，只能施打非常少的排卵針劑。取卵時，我們取到了 23 顆卵子，而胚胎的發育也都非常理想。實施 5 天的囊胚期胚胎培養後，我們將囊胚期胚胎全部冷凍，並在下一次的週期植入 2 顆頂級的解凍囊胚期胚胎。
>
> 這次的療程非常幸運，超音波一照就看見懷孕了！許小姐後來在 37 週多生下一個 3,172 公克的健康寶寶！

多囊性卵巢症候群患者的飲食調整

前面已經說過，罹患多囊性卵巢症候群，其中，最重要的除了藥物之外，還得仰賴患者本身對於生活型態的調整。便是飲食問題。有一些大眾認為健康的食物，其實會使得多囊性卵巢症候群惡化，患者最好避免以下食物。

這幾種飲食盡量避免

生吃羽衣甘藍

羽衣甘藍、花椰菜、高麗菜等十字花科蔬菜中，都含有甲狀腺腫素（goitrogens）。若是生吃十字花科蔬菜，就會抑制甲狀腺的機能，並導致多囊性卵巢症候群。

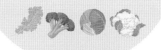

大豆

攝取過多大豆時會使身體機制混亂，以為已經製造了足夠的雌激素，因而發出訊號、使內分泌系統減緩雌激素的製造。雌激素一旦減少，就會減慢黃體生成素的製造，因而導致停止排卵。因此，若是喜歡喝豆漿的女性，應先諮詢醫師意見，並適量飲用即可。

紅肉

有些多囊性卵巢症候群的患者，會被建議採行包含大量肉類的「原始人飲食法」（Paleo Diet），但過量蛋白質可能會減少性激素結合球蛋白（Sex hormone-binding globulin, SHBG）的製造量，然而多囊性卵巢症候群的患者其實需要這類蛋白質以降低體內游離性睪固酮（Free Testosterone）濃度。

寒性食物

傳統中醫歸納的寒性食物，包括冰品、西瓜、水梨、橘子建議少吃，而絲瓜、白蘿蔔、黃瓜、冬瓜等食物適合與蔥薑一起搭配食用，此外，應多吃溫熱的食物，有助緩和子宮和卵巢潮濕。

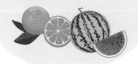

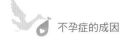

　　那麼，具體來說，多囊性卵巢症候群患者應該如何調整飲食型態呢？多囊性卵巢症候群患者可以這樣選擇。

可以選擇這種飲食

選擇全穀類主食

多囊性卵巢症候群患者應選擇全穀類做為主食，取代精緻白米或是白麵粉，以維持血糖的穩定，可控制體重。

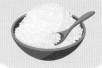

白肉比紅肉好

家禽或是魚肉的飽和脂肪酸比紅肉少，屬於較健康的肉類，尤其深海魚含有 omega-3，可以預防心血管疾病。

補充含鎂的食物

飲食中若缺乏鎂元素，身體對胰島素的敏感度會降低，由飲食中攝取足夠的鎂，可以預防身體產生胰島素阻抗性或是多囊性卵巢症候群。含鎂的食物包含鱈魚、綠色蔬菜、杏仁、香蕉、旗魚、大豆、瓜子、無花果等。

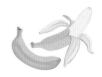

低血糖指數食物

盡量將蔬果纖維、蛋白質或脂肪一起吃，可降低吸收速度，避免「精緻食物」如糕餅、糖果等等。

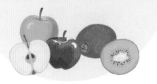

想吃生菜 的話

如果想要生吃蔬菜，可以選擇芹菜、蘿蔓生菜等其他蔬菜。當然，十字花科蔬菜對身體也有好處，用少許椰子油拌炒之後也可以安心食用。

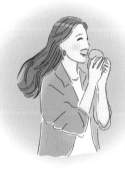

可以選擇的食物
- 全穀類主食
- 白肉優於紅肉
- 富含鎂的食物
- 低GI食物
- 拌炒過的生菜

最好避免的食物
- 生羽衣甘藍
- 大豆
- 紅肉
- 寒性食物

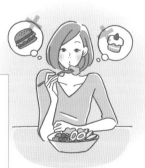

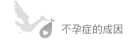

在生活習慣方面，這樣調整，也能幫助提升受孕體質。

規律運動，達到「333」標準

每週運動 3 次、每次持續 30 分鐘、運動時心跳應達到每分鐘 130 下。維持規律運動可以幫助減重，穩定體內激素分泌，提高懷孕機率。

每天補充肌醇與葉酸，幫助排卵

有研究報告發現多囊性卵巢症候群患者，每日服用 1,200 毫克的肌醇 6 ～ 8 週後，有 86％的患者能夠自行排卵。還需要更大規模及嚴謹的研究報告來佐證。肌醇的主要作用是增加胰島素的敏感性，以減少胰臟分泌胰島素，進而減少卵巢局部雄性素的分泌及作用。

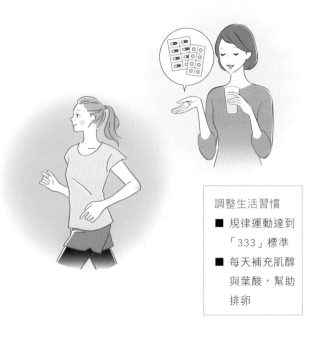

調整生活習慣
■ 規律運動達到「333」標準
■ 每天補充肌醇與葉酸，幫助排卵

認識子宮內膜異位症

　　「子宮內膜異位症」，顧名思義，即是子宮內膜生長在子宮腔以外的地方，因而造成的疾病即稱之。若長在卵巢內，則形成所謂的「子宮內膜異位瘤」（巧克力囊腫），而長在子宮肌層的則稱做「子宮腺肌症」。以下將分享 3 個不同狀況的案例故事，讓大家更了解子宮內膜異位症。

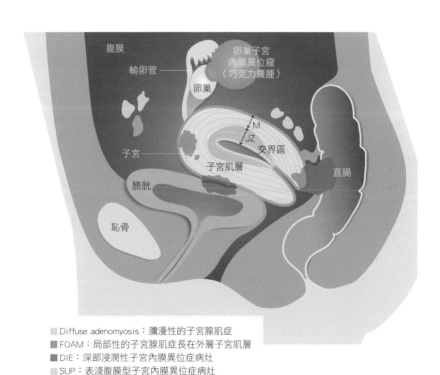

▓ Diffuse adenomyosis：瀰漫性的子宮腺肌症
■ FOAM：局部性的子宮腺肌症長在外層子宮肌層
■ DIE：深部浸潤性子宮內膜異位症病灶
▓ SUP：表淺腹膜型子宮內膜異位症病灶

資料來源：Nature Reviews Endocrinology volume 15, pages666–682(2019)

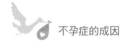

好孕
診療室　**子宮內膜異位症患者受孕實例**

案例 1

病患小芳來到診間，說沒兩句話就哭了，原來是因為結婚 3 年一直努力備孕，卻始終沒有好消息。1 年前曾去檢查，結果表示卵巢功能良好，丈夫精液檢查正常，直到半年前公司體檢超音波發現右側卵巢有一枚直徑約 5 公分的囊腫，但平常除了輕微經痛之外，沒有太嚴重的症狀。

我為小芳安排了超音波、CA125 等檢查，考慮到子宮內膜異位症診斷的可能性大，隔天立即安排腹腔鏡手術剝除囊腫。我叮嚀小芳術後 1 年要積極備孕，別給自己太大壓力，定時監測基礎體溫，並以超音波監測排卵。幾個月後，小芳複診時帶來好消息：她順利懷孕了！

本例的小芳是典型的輕中度（Ⅰ～Ⅱ期）子宮內膜異位症合併原發不孕的患者。患者年紀輕，卵巢儲備功能良好，通常腹腔鏡手術是優先考慮的治療方式，術後 1 年是自然懷孕的黃金期，輕中度患者應抓緊時機積極備孕。

案例 2

小雲是個忙碌的職業婦女，結婚已超過 3 年，婚前懷孕過一次，卻因來得太意外決定人工流產。婚後兩人沒有特別避孕，1 年前小雲因子宮內膜異位症在當地醫院接受雙側卵巢子宮內膜異位瘤剝除術，以及骨盆腔沾黏剝離術。手術中檢查兩側輸卵管暢通，但術後按醫生建議積極備孕，卻仍沒有消息。

這次小雲因為經痛來到診間，CA125 的數值竟為 40.18 U／ml，超音波發現右側卵巢有 2 個子宮內膜異位瘤，大的直徑 10 公分，小的 5 公分，診斷為子宮內膜異位瘤復發。考量第二次的手術可能對小雲的卵巢造成影響，夫妻又渴望孩子，我便建議她先行人工授精，但 2 個週期後仍然未孕。於是我鼓勵她嘗試接受試管嬰兒治療。首先建議她使用長效型的柳培林（促性腺激素釋放素類似劑，GnRHa）2 個月，接著進入試管嬰兒療程。1 個月後，孩子便真的來報到了。

案例 3

年齡的確會影響懷孕機率，但並不是絕對。一位才 29 歲的病人小蘭，4 年前發現左卵巢子宮內膜異位瘤及沾黏，在外院接受了腹腔鏡下左側卵巢子宮內膜異位瘤剝除術，以及骨盆腔沾黏剝離術，又因右側輸卵管積水嚴重而接受右側輸卵管切除術。而後結婚 4 年，卻遲遲無法懷孕。

像小蘭這樣的中重度子宮內膜異位症患者，還有右側輸卵管切除與卵巢儲備功能不足等狀態，自然懷孕的機率很低，於是決定直接進行 IVF-ET 試管嬰兒療程。首先使用柳培林 2 個月，接下來進行試管嬰兒療程，順利排卵取卵，成功進行胚胎移植，1 個月後小蘭便順利懷孕了。

何謂子宮內膜異位症？

　　根據統計，在台灣 800 萬生育年齡女性中，有 2 ～ 5％的人患有子宮內膜異位症，換言之，有 20 ～ 40 萬的女性受到此病的侵

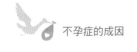

襲。實際人數應該更多,因為這 2 ~ 5% 是有明顯症狀,且經過診斷與治療的,還有部份患者是潛在、尚未被發現的。

　　子宮內膜異位症在臨床上的主要症狀是經痛、不孕和性交疼痛,這三個問題深入女性的日常生活,甚至影響婚姻品質。也因為如此,女性千萬不要輕忽經痛,因為那很可能就是子宮內膜異位症的警訊。

子宮內膜異位症的成因

　　子宮內膜異位症的原因,至今還沒有一個定論,但大致可分為以下幾個成因。

經血逆流

月經來潮子宮收縮時,除了把剝落的子宮內膜,經由子宮頸排出體外,也把子宮內膜經由輸卵管推入腹腔。

經由血液淋巴系統傳送

少部分的子宮內膜組織,也會經由子宮血管和淋巴管在子宮內的缺口,轉送到身體的其它部位如肺部、鼻腔黏膜、淋巴結等處。

自體免疫缺損

子宮內膜組織在經期時到處亂跑的情形,是非常普遍的。然而,這些組織碎片大多都會迅速地被身體的白血球與淋巴球吞噬殆盡——只有少數的女性,她們的身體無法吸收過多的子宮內膜組織,於是這些子宮內膜組織,就附著在人體的其它組織表面,如卵巢、輸卵管、膀胱、大腸、子宮直腸凹陷等處。

子宮內膜異位症的診斷

子宮內膜異位症有好幾種檢查方法，條列如下：

觸診

經直腸、陰道內診時，會有子宮薦骨韌帶結節、子宮直腸凹陷處壓痛之情形，或腹部觸診時，單側或雙側卵巢腫塊固定不動。

抽血檢查

CA-125 數值

檢驗血中 CA-125 的數值，CA-125 的抗原存在於體內的器官組織中，平常這些抗原，不會釋放到血液中，直到組織受損或有異常的增生時，血液中的 CA-125 便會增加。

一般 CA-125 正常值定位在 35U ／ ml 以下，若超過 35U ／ ml 便要考慮以下各種疾病：子宮內膜異位症、骨盆腔發炎沾黏、子宮肌腺症、卵巢癌。它雖然不能作為一種非常專一有效的疾病篩檢方法，一但發現異常，仍不失為一種治療指標，如果 CA-125 下降表示治療效果不錯，如果 CA-125 持續上昇 可能需要改變治療方針。

艾朵篩

新型子宮內膜異位症檢測，透過抽血檢測一種特異性血清蛋白，可以精準篩檢出子宮內膜異位症。但費用較高。

腹腔鏡檢查

這是唯一能確定診斷的檢查。確立診斷的要件包括腹腔鏡檢查加上病灶組織切片得到病理檢查的確切診斷。

超音波檢查

可以找出卵巢子宮內膜異位瘤的位置及子宮腺肌症的病灶。

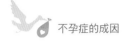

核磁共振影像檢查（MRI）

為非侵入性診斷的選項之一，但費用高昂。

子宮內膜異位症的分級

依照目前美國生殖醫學會定義，分為輕微（stage I）、輕度（stage II）、中度（stage III）、重度（stage IV）。

Stage I（minimal）
第一期（輕微）

- 1-5 分
- 表淺病灶
- 常見於骨盆腔腹膜或直腸子宮陷凹處

Stage III（moderate）
第三期（中度）

- Stage III（moderate）
- 第三期（中度）
- 16-40 分
- 包括卵巢子宮內膜異位瘤（巧克力囊腫）
- 包括較少範圍的沾黏（常常發生於卵巢與子宮壁之間）

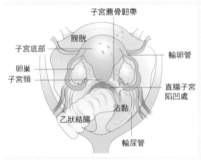

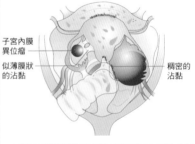

Stage II（mild）
第二期（輕度）

- 6-15 分
- 表淺病灶
- 有部分深層病灶（侵犯腹膜表層深度 >5mm）

Stage IV（severe）
第四期（重度）

- >40 分
- 嚴重而大範圍的沾黏（包括腸道及膀胱等器官）
- 直腸子宮陷凹處嚴重沾黏

資料來源：Nature Reviews Disease Primers, 2018 Jul 19;4(1):9.

子宮內膜異位症的症狀

子宮內膜異位症常出現的臨床症狀及併發症如下：

經痛

子宮內膜異位症病灶最常沉積於子宮直腸凹陷處、卵巢、子宮背面與大腸表面等處，平常沒症狀，月經來潮時子宮充血、白血球聚集加上子宮腔內回流到腹腔裡的血液，形成極度刺激的狀態。會造成下墜感、腰酸背痛、腹瀉、暈眩、劇烈的生理痛、及休克等各種症狀。

許多女性從年輕時便開始有症狀，最常見的時期在 25 歲到 45 歲，生殖週期最旺盛的時段。在這段期間，大約有三分之一至半數的育齡女性，其經痛的原因是子宮內膜異位症；反之，並非所有子宮內膜異位症的女性都會經痛。

不孕症

子宮內膜異位症約有 30％～ 50％的比例會發生不孕，造成不孕的原因目前仍未有結論。但是許多患者在進行腹腔鏡檢查時，輸卵管都是通暢的，也未受子宮內膜異位症的侵蝕；經治療後，多數病患都可自然受孕。很明顯地，縱使是很小的子宮內膜異位病灶，沉澱在離輸卵管很遠的位置，也可能造成不孕的後果。

性交疼痛

發生比例約 25％～ 40％，而且有可能會造成性交後的點狀出血。在性行為中，若採男性上位的姿勢，在陰莖抽送時，會使得子宮在骨盆腔裡輕微的移動；但是，如果因為子宮內膜異位症造成的沾黏，使子宮的位置固定住了，那麼即使是單純的插入也會

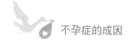

非常不舒服。在月經來潮時，因為子宮內膜異位病灶腫脹、流血，性交疼痛會加劇；此時如果採取女性上位的話，疼痛會減少；因為由女性採取主動，可避免陰莖過度的插入，而傷害到附有子宮內膜異位的區域。

經期前點狀出血或經血量過多

約有 10%～ 20%女性因荷爾蒙不平衡，子宮肌腺症病灶內的腺體增生，會導致子宮收縮不良及異常出血。

手術疤痕組織週期性疼痛

子宮內膜組職包覆在手術疤痕裡，就會造成手術疤痕子宮內膜異位症，病灶會隨月經週期產生疼痛。

週期性咳血或流鼻血

子宮內膜異位症病灶侵犯到肺臟或鼻腔粘膜。

除了上述症狀，可能還會出現血尿、解尿疼痛、排便疼痛等非特異性症狀。

子宮內膜異位症的治療策略

面對子宮內膜異位症，大致可分為藥物治療及手術治療兩大類，而這兩類治療方式，又會依患者狀況採取最適當的方式，以下將先介紹常見的藥物治療方式。

藥物治療

促性腺激素
釋放素類似劑

柳培林持續性皮下注射劑（Leuplin depot）

抑制腦下垂體釋放濾泡刺激素和黃體刺激素，造成低雌激素狀態，使子宮內膜異位病灶萎縮。也可以直接抑制內膜異位細胞的成長達到加乘作用。

可能副作用

會出現停經症候群的現象，如臉潮紅、發汗、陰道乾燥、情緒低落、失眠、骨質流失、腰酸背痛、心情煩燥、膽固醇中的低密度脂蛋白（LDL）增加、高密度脂蛋白（HDL）減少等。

禁忌

對促性腺激素釋放素類似劑過敏者、已懷孕者、哺乳者。

建議

使用超過 6 個月停經療法者，都需要同時補充加回雌激素療法，以保護骨質。

藥物治療

男性素
衍生荷爾蒙

療得高（Danazol）、黛美痊（Dimetrose）。

抑制腦下垂體釋放濾泡刺激素和黃體刺激素。

可能副作用

長青春痘、面皰、臉部潮紅、點狀出血、體重上升、水腫、 毛髮易油膩、聲音低沉、多毛症、性慾降低、乳房變小、萎縮性陰道炎、腸胃不適、頭痛、頭昏眼花、疲倦、肌肉抽痙、憂鬱等。

禁忌

懷有身孕或預備懷孕者（會女嬰男性化）、未明確來源的子宮出血、哺乳者，心臟、肝、腎功能不良者。使用此藥物時，須以保險套避孕。同時建議不定時檢查肝臟功能以防過度負擔。

藥物治療

黃體素

口服第四代黃體素（Dienogest，如異位寧 Visanne）

抑制子宮內膜細胞的雌激素接受器，防止排卵使處於低雌激素及高黃體素的情況下，而降低病灶之活性。一般需連續服用才能達到無月經狀態，停藥後很快就可恢復排卵及月經週期。

可能副作用

不規則出血、水腫、色素沉著、頭痛、情緒低落、疲倦等。

藥物治療

子宮內黃體素
投藥裝置

蜜蕊娜（Mirena）。

將緩釋型黃體素包覆於子宮內避孕器放入子宮腔，黃體素可直接作用在子宮與卵巢上，也會使子宮收縮力道減弱，減少經血量與經痛。同時可避免口服藥物造成的肝臟負擔與不便感。

可能副作用

剛開始使用的 3～6 個月，會有持續性小量出血的副作用，偶爾會在初期大量月經時一併流出體外，所以初次使用可能需要使用止血藥來減少太多的血量。

建議

可選擇月經量剛開始減少之時裝置，可避免下次的脫出，同時減少撐開子宮頸的酸痛感。

藥物治療

口服避孕藥

黃體素及雌激素混和型

以低量雌激素與黃體素取代身體中高量的荷爾蒙，可相互降低劑量，並減輕副作用與不適感，如此可抑制及控制病情不再擴展，並降低子宮內膜異位症的痛經。

可能副作用

噁心、嘔吐、體重增加、突發性出血、乳房壓痛、少數會引起深部靜脈栓塞與少數患者報告有增加乳房腫瘤的副作用。

建議

　　第三代之低劑量避孕藥，可大幅減輕各種男性化反應與體重效應，更增加使用的接受度。建議每年檢查乳房超音波與心臟科檢查。

禁忌

　　有大型腫瘤、肝疾病或肝功能不全、血栓靜脈炎或肺栓塞病史者。心臟血管與乳房疾病患者須注意使用。

手術治療

腹腔鏡手術

用於診斷及治療，使用電燒或鐳射去除散佈的子宮內膜異位組織、沾黏、子宮內膜異位瘤；也可行薦骨前神經切除術以減輕疼痛。作腹腔鏡時可順便作輸卵管通暢術，另外也可順便沖刷輸卵管殘存的月經逆流物，可減輕疼痛也可能會增加手術之後的懷孕率。

手術治療

開腹手術

適不適合腹腔鏡手術或傳統手術，須由醫師判斷，一般來說沾粘嚴重、腫瘤過大、有惡性之虞、侵犯重要器官如輸尿管、大腸、膀胱、或是子宮腺肌瘤者，傳統手術會比較容易施行。

手術治療

復發性子宮內膜異位瘤之抽吸手術與硬化療法

曾經因治療子宮內膜異位瘤相關疾病手術後的子宮內膜異位瘤復發，且無明顯惡性顧慮；或雙側卵巢囊腫避免因手術切除後導致卵巢儲備功能下降而影響懷孕時，可考慮經陰道超音波囊腫抽吸術及囊腫內硬化療法，可縮小囊腫，保護卵巢，並減輕症狀。

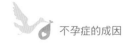

日常生活調適

　　罹患子宮內膜異位症，除了求助專業醫師協助，日常生活的生心理狀態調整也相當重要，可以從下列幾個方面做起。

1. 積極面對：現在的醫療技術進步，婦科醫生已經能正確的診斷和治療子宮內膜異位症。然而，女性唯有積極面對，才能和這個良性但惱人的慢性疾病共處。

2. 求助專業醫師：子宮內膜異位症雖然是很普遍的婦科疾病，但不同醫生有不同的訓練或專長，可透過病友團體或親朋好友的介紹，尋找子宮內膜異位症的專家。有經驗的醫生能做適切的治療，在去除疾病之外，維持病人最佳的生育能力，並減少症狀和疾病的復發。

3. 經由檢查早期發現疾病：研究發現，子宮內膜異位症有明顯的遺傳傾向，媽媽或姊妹有子宮內膜異位症的女性，得到這個病的機會比一般人高出 7 倍。因此媽媽或姊妹有嚴重經痛或曾經診斷患有子宮內膜異位症的女性，應該主動去檢查，以利早期發現，掌握治療的先機。若是確診為子宮內膜異位症的患者，則應該按照醫生的指示，定期回診或檢查。

4. 減少排卵次數：減少排卵次數，可以減少子宮內膜異位症組織的增長。懷孕是最自然的方式，吃避孕藥則是另一種選擇。但是肥胖和抽菸的女性不適合吃避孕藥，須先和醫生討論後再做決定。

5. 提高免疫力：如前所述，女性的身體要有健全的免疫系統，才有能力處理溢流的經血和內膜組織。規律的生活、足夠的休息和正確的飲食，能有效的提高免疫能力。調整

生活中的壓力，保持身心愉快也很重要，憂鬱沮喪都會降低免疫能力。

6. 養成運動習慣：運動能增加體內男性荷爾蒙的濃度，男性荷爾蒙能對抗女性荷爾蒙的作用，其原理和效果與服用男性素衍生荷爾蒙療得高或避孕藥一樣。研究顯示，每週運動超過 2 小時的女性，得到子宮內膜異位症的機率比沒有運動者少了 1 倍。

7. 尋找病友團體：子宮內膜異位症是愈來愈普遍的疾病，大部份的醫院都能處理治療，但醫生通常沒有太多時間解釋所有的狀況，因此，加入病友團體是一個很好的選擇，透過別人經驗的分享，可以知道自己不是第一個碰到困難的人，許多難以啟齒的生理現象或心理障礙，也可以尋找病友或護理師的協助。

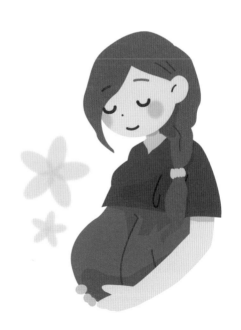

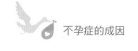

　　子宮內膜異位症雖然不易治療，而且又有復發機率，但如果能按部就班治療，並且調整生活方式，其實該病症並非那麼難纏。可能很多人會好奇治療方式究竟是打針或吃藥好？目前沒有定論，且西醫對於內科治療的意見很分歧，建議患者與專業醫生詳細討論，在費用、副作用及方便性的考量下做出最好選擇。

針對想懷孕患者的治療方式

　　罹患子宮內膜異位症卻又想懷孕的患者，究竟該直接先做試管嬰兒，還是先進行手術，成為許多患者的兩難抉擇，下定論之前，不妨回顧一下目前的看法。

支持手術方觀點

　　部分學者支持先行腹腔鏡下卵巢子宮內膜異位瘤剝除術。有一些研究提示子宮內膜異位症患者的卵子品質和子宮內膜都受到影響，不利於胚胎發育潛能和著床，與輸卵管因素的患者相比，儘管受精率相差不大，但可利用胚胎數卻顯著下降。

　　此外，還有一些研究證明子宮內膜異位症術後患者試管嬰兒成功率增加，支持先行手術處理子宮內膜異位症病變。選擇手術的考慮包括：手術能夠明確診斷子宮內膜異位症，去除肉眼可見的病變，改善盆腔環境，還可以減少人工受孕或試管嬰兒療程中子宮內膜異位瘤導致的麻煩，例如卵巢刺激過程中子宮內膜異位病灶進一步發展，巧克力囊腫破裂或扭轉，取卵困難，卵子受到巧克力囊腫內的液體污染，穿刺卵巢子宮內膜異位瘤操作引起感染和盆腔膿傷，以及子宮內膜異位瘤惡性變化等。

支持直接試管嬰兒治療方觀點

儘管子宮內膜異位囊腫存在上述潛在風險，然而試管嬰兒療程中的併發症畢竟是小機率事件。目前支持直接試管嬰兒治療的觀點，主要是基於多篇統合分析（meta-analysis）研究，提示卵巢子宮內膜異位瘤剝除術後並未改善試管嬰兒的成功率，且手術反而可能導致卵巢皮質損傷及竇卵泡數（antral follicle number）減少，考慮到手術對卵巢功能的損傷、手術相關併發症、費用問題，以及延遲懷孕時效等因素，使得手術的必要性受到質疑。

也有一些文獻發現，對輕、中度子宮內膜異位症患者直接採用常規的卵巢刺激，並未降低試管嬰兒的成功率，也沒有刺激子宮內膜異位症的復發和進展。因此卵巢子宮內膜異位瘤對試管嬰兒成功率的影響，目前研究尚存在爭議，缺乏一致性結論。

根據目前國際和國內的治療指南與專家共識，我們建議子宮內膜異位症合併不孕的患者總體治療原則如下。

1. 首先按照不孕的診斷路徑進行全面的不孕症檢查，排除子宮內膜異位症以外的其他不孕因素。子宮內膜異位症約有30％~50％的不孕症發病率，所以在全面檢查之前，切不可將子宮內膜異位症作為唯一的病因。
   腹腔鏡手術可提高子宮內膜異位症合併不孕患者懷孕率。在手術中，醫生需要評估患者的子宮內膜異位症類型、分期及生育指數（EFI）評分，術後給予相應的生育指導。
2. 介於美國生育協會（American Fertility Society, AFS）或美國生殖醫學會定義 I～II 期 （stage I/II）者，年輕、生育指數評分高者，可考慮術後 6 個月內施行生育衛教指導配

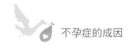

合自然受孕，也可控制性促排卵藥物治療配合人工授精治療，提高受孕率。

3. 建議合併其它不孕症高危險因素（如年齡在 35 歲以上、不孕年限超過 3 年，尤其原發性不孕症者、或重度子宮內膜異位症、盆腔粘黏、病灶切除不徹底者、或輸卵管不通者）、生育指數評分低的患者，積極進行輔助性生殖技術治療（Assisted Reproductive Technology, ART）。

4. 如子宮內膜異位症復發或卵巢儲備功能下降者，我們建議首選輔助性生殖技術治療。

5. 對存在卵巢損傷高危險因素的患者，如有明顯疼痛症狀且懷疑深部浸潤病灶者，或者合併輸卵管積水者，或者卵巢囊腫近期迅速增大疑有惡性變化風險等，需要充分評估手術風險，對患者提供詳盡的治療方案選項，並獲得病患同意。如果有手術適應症，手術中必須謹慎剝離或切除病灶，儘可能減少對卵巢儲備功能的負面影響。

在制定對子宮內膜異位症合併不孕患者的治療策略時，臨床醫生將會權衡各種治療方案的利弊，評估患者除了子宮內膜異位症的其他不孕因素，設定個別化的治療方案。

好孕
診療室　　**卵巢巧克力囊腫合併不孕，該手術嗎？**

當不孕症檢查發現卵巢子宮內膜異位瘤，大多婦科醫生最先向患者推薦的治療的方案是卵巢囊腫剝除手術，但是不孕症醫師有另外的看法。一些臨床研究發現，囊腫剝除手術後並沒有增加試管嬰兒的成功率，反而降低了卵巢儲備，增加了懷孕的難度，尤其是針對卵巢巧克力囊腫復發而進行的第二次手術後。巧克力囊腫手術或不手術，這是個值得探討的問題。

首先，子宮內膜異位症是影響育齡婦女生育和生活品質的常見疾病，發病率約為 10％～ 15％，其病變廣泛、形態多樣，極具侵襲性與復發性。臨床病理分型包括：
① 腹膜型子宮內膜異位症。
② 卵巢型子宮內膜異位瘤（也就是俗稱的巧克力囊腫）。
③ 深部浸潤型子宮內膜異位症。
④ 其它部位的子宮內膜異位症。

17％～ 44％的子宮內膜異位症患者表現為卵巢子宮內膜異位瘤。根據國際診療共識指出，當首次發現的卵巢子宮內膜異位瘤直徑 ≧ 4 公分時，可考慮手術治療，首選腹腔鏡下卵巢囊腫剝除術。但手術後極易復發，復發率為 6％～ 67％。術後 2 年復發率為 21.5％，術後 5 年高達 40％～ 50％。

對於單側發病患者，手術後，對側正常的卵巢可能部分、甚至全部代償患側卵巢術後的功能。然而雙側卵巢囊腫剝除術後的患者，不僅停經年齡可能會提前，且有出現卵巢功能低下的風險，試管嬰兒治療更易出現卵巢反應不良和懷孕率降低的情形。

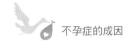

對於復發的卵巢子宮內膜異位瘤，首次手術後的纖維組織增生可能導致粘黏更緻密、創面難以識別，若再次手術在前次手術的瘢痕上進行，困難度增加，很可能對卵巢組織造成進一步損傷。巧克力囊腫復發表明此類型子宮內膜異位症更富有侵襲性，長期存在於囊腫內相關的游離鐵、活性氧、蛋白水解酶及炎症因子等，對正常卵巢組織的破壞也可能更大，若再次手術無疑是「雪上加霜」。

第二，卵巢子宮內膜異位瘤的存在並不影響輔助性生殖技術治療成功率。臨床研究顯示，卵巢子宮內膜異位瘤患者是否合併深部浸潤型子宮內膜異位症及患者本身卵巢儲備功能兩項因素，是影響輔助性生殖技術治療成功率的獨立因素。與單純性輸卵管因素不孕症的患者相比，卵巢子宮內膜異位瘤的存在並不影響試管嬰兒治療成功率；治療前接受腹腔鏡下巧克力囊腫剝除術也不會改善試管嬰兒成功率，但是手術會降低卵巢對促排卵藥物的反應。統合分析指出，無論是手術治療（卵巢子宮內膜異位瘤剝除或抽吸術）、藥物治療、手術或藥物合併治療，還是保守觀察療法，均不會影響試管嬰兒的臨床成功率。但是對於活產率目前較少有臨床研究報導，且缺少設計嚴密、大規模的前瞻性臨床對照研究。

最後，我們不建議先行卵巢子宮內膜異位瘤剝除手術的原因還有以下幾項：
① 患者本身卵巢儲備下降，或年齡較大者宜儘早進行輔助性生殖技術。
② 試管嬰兒治療可同時治療多種合併存在的不孕問題。
③ 執行卵巢手術醫師的經驗及手術技巧的差異大。
④ 手術後需要較長時間恢復才能懷孕，對迫切想要懷孕的患者心理是不小的負擔。

⑤ 手術費用、手術本身風險及各種併發症等。

總之，無論選擇先行卵巢子宮內膜異位瘤剝除手術還是直接進行輔助性生殖技術，均需與患者充分溝通，告知各種相關風險。對於復發卵巢子宮內膜異位瘤的不孕患者，不建議再次手術，輔助性生殖技術是最佳選擇。對於首次發現的卵巢子宮內膜異位瘤，手術不是常規治療方式，需要綜合考慮患者的年齡，卵巢的功能現狀，生育的迫切性，合併的其它不孕因素等，進行個別化治療。

認識子宮腺肌症

何謂子宮腺肌症？

　　子宮腺肌症（Adenomyosis），又名子宮肌腺症，其實就是「子宮內膜異位症」的一種。子宮內膜跑到卵巢叫做「巧克力囊腫」；跑到子宮肌層深部時，就叫做「子宮腺肌症」。簡單來說就是子宮內膜跑到不該存在的地方。好發於 30 ～ 50 歲的女性，但近年來 20 多歲的患者也有增加趨勢。子宮腺肌症最令人擔憂的問題是不孕，即使進行試管嬰兒也很難著床。

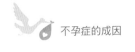

子宮腺肌症的症狀

子宮腺肌症最明顯症狀的就是經痛，這種疼痛有時在非經期時也會感受到，很多患者都是因為劇烈經痛就診才發現罹患子宮腺肌症。但必須說明，有些輕度患者是不一定會經痛的，所以並不能將經痛與子宮腺肌症劃上等號。

隨著子宮體變大，月經量可能變多並且帶有血塊，經期可能會拖得很長，嚴重時會導致貧血。也因此往往胚胎形成後，因子宮環境不佳而導致著床不易。即使懷孕了，也會增加流產的機率。

子宮腺肌症的診斷

臨床上對子宮肌腺症的診斷，主要依據臨床症狀、內診和超音波檢查。患者通常有經痛，並且往往從月經要來之前幾天就開始痛，有些人甚至痛到月經結束之後幾天，有些合併有性交疼痛、經血量過多、不孕等問題。

雖然超音波掃描是常見的檢查方式，但有時無法與一般的子宮肌瘤做區別，便需要以核磁共振檢查來診斷。臨床上必須以血清中的 CA-125 的數值來輔助判斷，但數值高低並不一定代表疾病的嚴重性。

子宮腺肌症的治療策略

嚴重的患者病灶通常散佈在整個子宮肌肉層，治本之道就是經由陰道手術、開腹手術、腹腔鏡手術等，將整個子宮切除。對於已經完成生育任務的女性來說，這的確是一勞永逸的方式。

然而，隨著愈來愈多尚未結婚生育的年輕族群罹患子宮腺肌症，也不適合直接建議切除子宮。所以一般會先採取藥物治療的方式。常使用的藥物包括避孕藥、雄性荷爾蒙衍生物如療得高及黛美痊、口服第四代黃體素如異位寧，或每個月施打一次促性腺激素釋放素類似劑，如柳培林持續性皮下注射劑等。這些藥物都可以改善症狀、控制病情，不過一旦停藥，通常症狀會逐漸恢復。

因此在停藥後的半年內，是受孕最佳的黃金時間。然而有些嚴重的子宮腺肌症患者，這樣的治療效果不彰，必須先將子宮肌肉內的病灶盡量切除，後加藥物針劑治療半年，如此才能增加懷孕的機會，這種手術稱之為「子宮減積術」。

除了嚴重程度會影響治療方式之外，患者本身的生育意願也很重要，以下將針對這兩大族群，分析適合的治療方式。

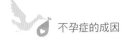

針對想懷孕／不想懷孕患者的處理方式

不想懷孕的患者
其實醫師還是會選擇以藥物治療為主，但一樣的，還是必須跟醫師好好討論調整才能找到合適的方法。如確定不再生育，可選擇直接以手術切除子宮，一勞永逸，可以選擇腹腔鏡子宮切除手術或傳統開腹式子宮切除手術。

想懷孕的患者
面對想懷孕生子的患者，醫師會盡量避免用開刀的方法處理子宮腺肌症，所以醫師通常會朝兩個方向進行。一是鼓勵盡快懷孕，嘗試人工或試管嬰兒，先將生育任務完成之後，再詳細考慮如何處理子宮腺肌症問題。倘若不想立刻懷孕，醫師會以藥物治療為主，必須跟醫師好好討論，才能決定使用哪些藥物。

不過，就像前面說的，子宮腺肌症有可能造成不孕，如果以上方法都試過了仍無法成功懷孕，就要考慮手術切除一些腺肌症組織。這裏指的手術是儘可能切除大部分的病變組職，保留好的子宮肌肉組織及保留子宮腔的完整性，提高成功懷孕的機率。

　　無論想不想懷孕，建議都要尋求專業醫師幫助，雙方一起找出有效且適合的治療方式，才能提供生心理的全面照護。

認識輸卵管阻塞

何謂輸卵管阻塞？

　　造成不孕的原因有很多，最大因素就是輸卵管阻塞。輸卵管位於人體的骨盆腔內，是一對細長而彎曲的管子，位於子宮闊韌帶的上緣，全長 8 ～ 15 公分。輸卵管具有輸送精子、撿拾卵子、

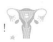

提供精卵結合，以及將胚胎運到子宮腔的作用，被專家稱為「生命的鵲橋」。

所以，一旦輸卵管阻塞，使得精子及卵子無法相遇，便會導致不孕。另一種狀況是輸卵管沒有完全堵塞，而是「通而不暢」，這種時候更危險。因為精卵結合為受精卵是在輸卵管的壺腹部發生的，接著受精卵是靠著輸卵管峽部有效收縮的逆蠕動及輸卵管內部內襯細胞的纖毛擺動製造反向水流，將受精卵往子宮方向輸送到子宮腔內。但是，當輸卵管沒有完全堵塞，而是「通而不暢」時，在受精卵往子宮腔移走的方向中，被滯留在輸卵管腔內，隨著受精卵不斷增大，這個時候就有可能在輸卵管中著床，這樣就形成了子宮外孕，一旦子宮外孕大到撐破輸卵管的話，會導致腹腔內大出血，甚至危及生命。

輸卵管阻塞的成因

輸卵管阻塞的成因有很多種，包括輸卵管炎症或子宮附屬器炎症、由披衣菌感染所引起的反覆性陰道炎、子宮內膜異位症，以及子宮內膜炎等。

■ 輸卵管炎症或子宮附屬器炎症

因不孕前來就診屬輸卵管炎病變者皆為慢性輸卵管炎，其形成可由急性輸卵管炎治療不徹底或不及時而導致輸卵管內膜粘連或骨盆腔炎。導致輸卵管末端（繖部）或卵巢周圍形成炎症粘連，使輸卵管末端不能將排出的成熟卵吸入輸卵管內與精子相遇，例如化膿性闌尾炎、結核性腹膜炎等，都會導致骨盆腔炎或輸卵管炎。

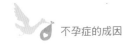

■ 反覆性陰道炎（披衣菌感染）

台灣氣候悶熱潮濕，如果性行為過程沒有特別注重清潔，便很容易細菌感染引發陰道炎，倘若沒有及時治療或徹底治療，炎症一再刺激，病菌上行感染，便容易引發輸卵管發炎而造成組織沾黏、阻塞。

■ 子宮內膜異位症

子宮內膜異位症、骨盆腔子宮內膜異位症、卵巢子宮內膜異位症，可形成腹膜粘連帶，使輸卵管傘端外部粘連或卵巢周圍粘連，使排出的成熟卵不能被吸入輸卵管內而致不孕。

■ 子宮內膜炎

因為性生活開放，又沒有做好避孕措施，人工流產就不斷發生，又加上害羞、經濟等方面的原因導致很多女性的人工流產都是在不正規的診所進行的，這樣很容易造成子宮內膜炎或骨盆腔感染，有的甚至就是私自買藥，在家自行藥物流產，結果造成流產不完全，只好進行子宮搔刮手術，這對子宮內膜的損害是很大的。

輸卵管阻塞導致不孕的原因

受孕是個很複雜的過程，首先要有精卵相結合形成受精卵，最後著床於子宮腔。除了要有正常的精子、卵子和適當的子宮內環境外，使精子、卵子能夠相遇並順利運送到子宮腔也是受孕過程中一個重要的環節。

輸卵管不僅是連接卵巢和子宮的通道，而且還具有輸送精子、提供精卵結合的場所、輸送受精卵至子宮腔以便及時到達子宮腔

完成著床。各種原因導致輸卵管堵塞，精子不能通過與卵子相遇造成的不孕，則稱為輸卵管阻塞性不孕。

輸卵管阻塞性不孕即各種原因引起的輸卵管阻塞，從而影響精子與卵細胞結合或者受精卵運送至子宮腔而導致育齡期女性不能受孕，最常見的為輸卵管炎症。雖然輸卵管性不孕的原因多以炎症為主，但非炎症病變率也在逐漸增加，不可輕忽。

■ 炎症

因不孕前來就診患者多患有慢性輸卵管炎，其形成可由急性輸卵管炎治療不徹底或不及時而導致輸卵管黏膜粘連或骨盆腔炎。也可以是子宮內膜局部發炎而引起上行擴散感染，形成慢性輸卵管炎阻塞輸卵管通道，如不全流產、殘留胎盤引發炎症或少部分裝有子宮內避孕器者。引起慢性輸卵管炎的致病菌有細菌、病毒、原蟲、黴漿菌（Mycoplasma Genitalium），其中又以細菌感染最多見。

細菌常見的有一般化膿性葡萄球菌、鏈球菌、大腸桿菌及綠膿桿菌。值得我們特別關注的是由性傳播所引起的感染，過去以淋病雙球菌（Neisseria Gonorrhoeae）傳染為主，近年來感染沙眼披衣體（Chlamydia trachomatis）的人數快速增長，根據 2016 年世界衛生組織的統計，以「細菌」引起性病（這些性病目前皆可治療）增加率來看，披衣菌年增可以高達 1 億 3,100 萬人、其後才是為人熟知的淋病（年增 7,800 萬）與梅毒（年增 560 萬）。

根據台灣疾病管制署的研究指出，台灣目前的發生與盛行率都持續增加，仍有待流行病學深入研究，才能確知嚴重程度。從目前零星的醫院報導來看，披衣菌感染人數應已超過

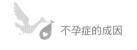

淋病與梅毒。不分國內外，很多病人往往等到出現不孕症狀後，才知道自己受到披衣菌感染。

■ 非炎症

骨盆腔子宮內膜異位症或卵巢子宮內膜異位瘤可形成腹膜粘連帶，使輸卵管末端（傘端）外部粘連或卵巢周圍粘連，使排出的成熟卵不能被吸入輸卵管內而致不孕。

輸卵管阻塞的症狀

大部分的輸卵管阻塞患者，並沒有明顯症狀，往往要等到驚覺有不孕的現象之後做檢查才發現。但有些患者可能會有不同程度的下腹疼痛、腰背部及　部酸痛、發脹、下墜感，或者月經異常等狀況，可能都是警訊，建議有上述症狀的女性及早至醫院檢查。

子宮輸卵管造影（Hysterosalpingography, HSG）可確診輸卵管阻塞部位及程度（完全或部分阻塞），如見輸卵管細長，呈串珠或僵直狀可能為繼發性結核性輸卵管炎，治療困難度較大。

輸卵管阻塞的診斷

前面曾經提過，有部分輸卵管阻塞的患者，平常並沒有特別明顯的症狀，往往驚覺無法懷孕時才發現。輸卵管受到一些刺激時會發生功能性痙攣致開口及管腔收縮而形成假性輸卵管阻塞的狀況。最常見的是在不孕症門診進行輸卵管暢通性檢查時所引起，如輸卵管通氣檢查、輸卵管造影檢查、腹腔鏡下輸卵管甲基藍

（Methyl blue）通液檢查等。

　　有時候可能會由於醫生技術操作不甚成熟；或由於患者自身對疼痛過於敏感等所引起輸卵管間質部痙攣造成的假性堵塞，此種情況由有經驗的醫生閱讀子宮輸卵管造影檢查 X 光片時，可以通過特殊的造影影像學表現來進行診斷。

　　通常檢查出以下狀況，就符合輸卵管阻塞的條件。

1. 子宮輸卵管造影證實輸卵管不通暢、阻塞或積水等等。
2. 腹腔鏡下做輸卵管甲基藍（Methyl blue）通液檢查，證實輸卵管不通，並且有盆腔內粘連的現象。

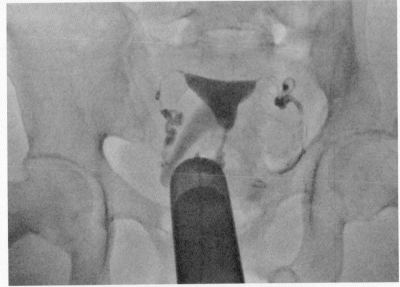

▲子宮輸卵管造影顯示兩側輸卵管通暢。

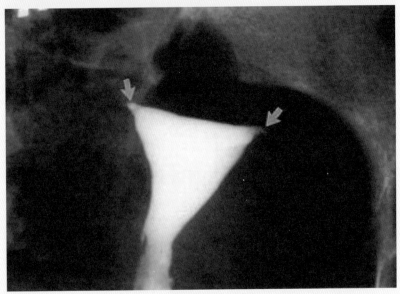

▲子宮輸卵管造影顯示兩側輸卵管阻塞。

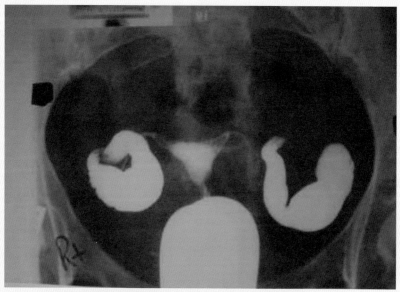

▲子宮輸卵管造影顯示兩側輸卵管水腫。

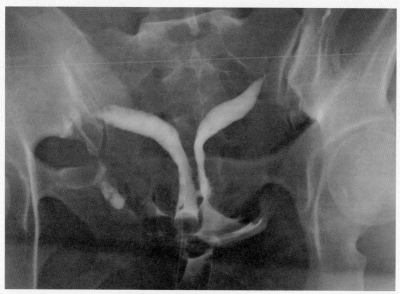

▲子宮輸卵管造影顯示雙子宮。

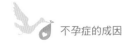

　　至於輸卵管積水，則是指輸卵管末端（繖部）阻塞，使得分泌物堆積，導致輸卵管膨脹。輸卵管積水是女性不孕的重要因素之一，臨床上幾乎沒有病徵，患者很難發現。除非輸卵管已積膿，才會導致患者出現腹痛症狀。我們將在後面的單元進行更為詳細的說明。

輸卵管阻塞的治療策略

　　輸卵管阻塞的成因很多，依循程度輕重狀況，可施行不同治療方式。當然，想降低輸卵管阻塞的負面影響，最好的方式還是事前預防。

　　輸卵管阻塞主要由婦科炎症上行擴散感染所引起，在這個時期抗生素藥物治療可以消除炎症，但無法解開粘連。經由子宮鏡使用輸卵管導引絲線嘗試通輸卵管也有可能會造成輸卵管破裂而引發大出血的危險，而且它只針對輸卵管近端的輕微阻塞有效，對輸卵管遠端阻塞起不了太大作用。要注意的是，反覆做輸卵管通氣術可能會使患者輸卵管阻塞的程度更加嚴重，無法減輕患者痛苦。

　　有的女性行輸卵管結紮手術以後又有生育需求而接受輸卵管重接手術，但是並不能保證可以徹底解決輸卵管阻塞的問題。

　　不過，隨著目前輔助生殖技術的提高，可以在先不處理輸卵管阻塞的狀況下，在排除輸卵管積水或者對有積水的輸卵管行輸卵管峽部結紮後，選擇輔助生育技術，同樣可達到受孕的目的。

輸卵管阻塞的預防方式

　　由於輸卵管阻塞主要是由婦科炎症所引起，所以最重要的是日常生活中保持生殖器官的清潔衛生，預防各種病原體的感染是最關鍵的。輸卵管妊娠的患者如需要切除輸卵管時建議從輸卵管峽部切除，以避免剩餘部分輸卵管發生積水的風險，如果將來有必要接受輔助生育技術時，就無須再次手術處理輸卵管。另外，若發現有陰道炎或骨盆腔炎時，也應積極進行治療。

維持單一性伴侶，性行為前後，雙方應注意性器官的衛生清潔，降低感染風險。

未成年少女不要過早有性行為。

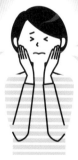

維持良好生活型態，飲食營養均衡以及充足睡眠。

女性生理期間盡量避免性行為，降低將細菌帶進體內的風險。

若非必要，盡量避免不當的人工流產手術。

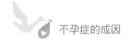

認識輸卵管水腫

何謂輸卵管水腫？

　　輸卵管水腫，顧名思義是輸卵管內有水樣液體堆積，是慢性輸卵管炎症中常見的類型。輸卵管發炎，造成黏膜細胞的分泌液、輸卵管積膿，而產生水樣液體的堆積。

輸卵管水腫的成因

　　輸卵管像是一個長形的漏斗，開口在卵巢端，有指狀結構稱為繖部，在排卵時會將卵子撥到繖部中央，確保卵子進到輸卵管中。輸卵管內部的內襯細胞，會分泌液體供胚胎養份，同時有纖毛會擺動製造水流，使卵子或胚胎往子宮方向移動，而多餘的輸卵管液則會從繖部排出。

　　輸卵管積水是由於輸卵管末端（繖部）局部阻塞形成的，而輸卵管末端的局部阻塞是由於病原體感染引起輸卵管炎症造成的。由於細菌的感染，白血球細胞的浸潤形成內膜腫脹、間質水腫、滲出液增加及輸卵管內膜上皮脫落等現象，過多的組織滲出液囤積在輸卵管內而形成輸卵管積水。

　　又由於周圍纖維組織的增生包裹和肉芽組織的活化使輸卵管內膜粘連或末端粘連，進而影響輸卵管的通暢性，當輸卵管末端完全粘連時，就形成了末端的阻塞。有時輸卵管內的液體會被吸收，只剩下一個空殼，進行輸卵管攝影時，就會顯示出顯影劑囤積在輸卵管裡的影像。

輸卵管水腫的影響

對子宮腔的影響

在排卵時輸卵管積水可能會增加，流入子宮腔液體量隨之增多，造成子宮腔積水，能機械性干擾胚胎與子宮內膜的接觸，對胚胎著床造成不良影響。

輸卵管積水含有微生物、碎屑和毒性物質可直接進入子宮腔，輸卵管積水的存在使組織釋放出細胞因子、攝護腺素、白細胞趨化因子和其他炎性複合物，直接或通過血液、淋巴管轉運而作用在子宮內膜，這些物質參與調節輸卵管和子宮運動，影響胚胎著床。另外，輸卵管積水患者著床窗期（implantation window）子宮內膜 β - 整合素（β-integrin）的量下降，亦可影響子宮內膜容受性（Endometrial receptivity）。

輸卵管積水常由感染引起，且多為上行感染，造成子宮內膜損傷，留下永久性的對胚胎著床容受性的影響。

對胚胎的影響

輸卵管積水能影響胚胎的形成，阻礙胚胎發育，來自輸卵管積水的毒性物質在胚胎著床時流入子宮腔，對子宮腔的胚胎產生毒素作用，影響其發育，減低其著床能力，降低胚胎著床率及懷孕率，增加流產率。

子宮外孕

子宮外孕的高危險群，包括輸卵管發炎、卵巢發炎和骨盆腔發炎病史者、有輸卵管手術史者、不孕症患者、曾有子宮外孕病

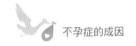

史者。因為精卵結合為受精卵是在輸卵管的壺腹部發生的，接著受精卵是靠著輸卵管峽部有效收縮的逆蠕動及輸卵管內部內襯細胞的纖毛擺動製造反向水流，將受精卵往子宮方向輸送到子宮腔內。當輸卵管水腫而沒有完全阻塞時，輸卵管內部內襯細胞的纖毛結構會遭到破壞，輸卵管峽部的收縮蠕動及纖毛的擺動會異常，胚胎就容易滯留在輸卵管內，隨著受精卵不斷增大，這個時候就有可能在輸卵管中著床，這樣就形成了子宮外孕，一旦子宮外孕大到撐破輸卵管的話，會導致腹腔內大出血，甚至危及生命。

輸卵管水腫的治療策略

輸卵管水腫的治療方式

輸卵管水腫的治療則是利用腹腔鏡先評估輸卵管水腫的嚴重度，再同時以腹腔鏡手術治療，依水腫嚴重度不同而有不同的手術方式。

輕度水腫

可施行輸卵管整型或造口手術，將輸卵管末端修復，修復後需把握時機儘早懷孕，這一類患者懷孕後罹患子宮外孕的機會會比較高，有些病人一段時間後，輸卵管會再度阻塞、水腫。

重度水腫

輸卵管除了完全阻塞，看不到末端開口外，輸卵管的內膜細胞也壞死，此狀況下無法將輸卵管修復，那也只能切除輸卵管或截斷輸卵管與子宮的交界，二種手術方法的目的是使輸卵管的水腫液不會逆流回子宮腔，不再影響胚胎著床，可提高胚胎著床率。

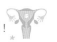

好孕
診療室　**輸卵管水腫能做試管嬰兒嗎**

這裡我可以給個肯定答案，輸卵管積水當然可以做試管嬰兒。
不過要提醒的是，在臨床實驗證明，若輸卵管積水相當嚴重，
仍會對試管嬰兒造成不同程度的影響，原因如下說明。

1. 胚胎不容易著床
由於輸卵管積水會順著輸卵管逆流到子宮腔，造成子宮腔積
水。所以會對胚胎與子宮內膜的接觸產生干擾，且輸卵管積水
常常由感染引起的，這樣會對子宮內膜造成嚴重的損傷從而影
響胚胎的著床。

2. 流產率增高
因為輸卵管積水中含有微生物、碎屑和毒性物質，可以直接進
入子宮腔，對子宮腔裡的胚胎產生毒素作用，影響胚胎發育，
就算胚胎順利著床，也容易流產。

針對這些難題，不孕症醫師一般會提供兩種方案，端視輸卵管
積水嚴重程度而定。

方案 1
輸卵管積水不太嚴重，先取卵，培育好胚胎後冷凍起來，再利
用腹腔鏡治療輸卵管積水。等治療好以後再植入胚胎。

原因：卵巢隨著年齡的增大會逐漸衰退，卵子的數量就會減少。
　　　如果治療輸卵管積水耽誤了最佳的進入試管嬰兒療程時
　　　間，那就得不償失。

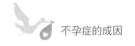

方案 2

輸卵管積水嚴重，先治療，再進行試管嬰兒療程。

原因：前文提到輸卵管積水會改變子宮腔環境，會干擾胚胎
　　　與子宮內膜的接觸與著床。且輸卵管積水嚴重時，會
　　　阻礙取卵手術的進行，導致取卵手術的困難度增加。
　　　如果取卵手術中不小心吸到輸卵管積液時，會污染取
　　　卵針及卵子收集管路，進而影響到卵子的品質，造成
　　　受精卵或胚胎的發育異常。所以一般建議先治療好輸
　　　卵管問題，再進入試管嬰兒療程。

認識早發性卵巢功能不全

何謂早發性卵巢功能不全？

　　很多女性以為自己還年輕，即使常常出現月經不規則的症狀
也沒多留意，直到遲遲未能懷孕接受檢查才發現，原來是「早發
性卵巢功能不全」（Premature Ovarian Insufficiency ,POI），又稱
謂「早發性卵巢功能衰竭」（Premature ovarian failure, POF）。

　　早發性卵巢功能不全帶來的影響，不僅是月經不規則，還可
能造成不孕、提早停經等狀況，影響層面甚廣。40 歲以前喪失卵
巢功能稱為早發性卵巢功能不全或早發性卵巢衰竭，臨床表現包
含月經失調，如血量過少，最嚴重的卵巢早衰則是根本從未來過
初經，甚至沒有第二性徵。

早發性卵巢功能不全的成因

早發性卵巢功能不全的發生率約 1%～ 4%，由於青春期後的卵巢功能逐漸不足，體內雌激素及黃體素的分泌減少，造成月經週期異常。當卵巢完全失去功能之後，開始出現停經與各種更年期症狀，例如熱潮紅、盜汗、疲倦、心情低落等等。很顯然地，既然卵巢功能已像更年期婦女，也就代表很難受孕，成為許多女性的夢魘。

究竟早發性卵巢功能不全的成因為何，尚無確切原因，但目前共識為可能是基因或染色體異常所造成，此外進行過卵巢手術、放射線治療、化學治療、病毒感染、自體免疫性疾病等原因，都可能使卵巢失去功能。

早發性卵巢功能不全的診斷

那麼，早發性卵巢功能不全的診斷標準是什麼呢？基本上，只要沒有過月經，或超過四個月的月經，或者進行抽血；濾泡刺激素、黃體刺激素會升高。雌激素和抑制素（Inhibin）會下降。當濾泡刺激素大於 40 mlU ／ ml 時，即為早發性卵巢功能不全。

以下為世界各醫療組織對於早發性卵巢功能不全的診斷標準，以及其相應的處置方式。

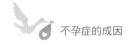

早發性卵巢功能不全治療指引內容比較

	歐洲生殖醫學會[2]	美國婦產科醫學會[3]	中國專家共識[4]
臨床表現	無月經或寡經 4 個月以上	無月經或連續 3 週期以上月經變得不規則	• 無月經或寡經 4 個月以上 • 生育力下降或不孕 • 雌激素降低（類似更年期）症狀 • 其他與病因相關的伴隨症狀
實驗室診斷	FSH > 25 IU / L（兩次檢測間隔大於 4 週）	FSH > 30 ～ 40 mIU / mL（間隔 1 個月重複檢測）	FSH > 25 IU / L（兩次檢測間隔大於 4 週）
鑑別診斷（疾病或檢驗項目）	未特別提及	• 妊娠 • 多囊性卵巢症候群 • 下視丘功能低下 • 甲狀腺疾病 • 高泌乳激素血症	• 妊娠、生殖道發育異常 • 雄激素不敏感症候群 • 阿休曼症候群（Asherman Syndrome） • 多囊性卵巢症候群 • 甲狀腺疾患 • 空蝶鞍症候群 • 中樞神經系統腫瘤 • 功能性下視丘閉經 • 卵巢不敏感症候群
病因及進階檢查	• 染色體檢查 • X 染色體脆折症前突變檢查 • 篩檢 21-OH 抗體（或腎上腺皮質抗體） • 抗 TPO 抗體 • 量測骨密度	• 染色體檢查 • FMR1 前突變檢查 • 篩檢腎上腺自體免疫抗體：21-OH 抗體 • TSH，抗 TPO 抗體 • 骨盆腔超音波	• 染色體檢查 • 腎上腺抗體 • 甲狀腺功能 • 血清 AMH • 骨盆腔超音波 • 量測骨密度

資料來源：摘錄自《婦產科醫學會會訊・教育專欄》，許沛揚醫師，2018 年 12 月。

早發性卵巢功能不全的治療策略

關於早發性卵巢功能不全的治療策略，各醫學組織也都有其不同建議，詳列如下。

早發性卵巢功能不全治療及健康管理

	歐洲生殖醫學會 [2]	美國婦產科醫學會 [3]	中國專家共識 [4]
心理支持	診斷 POI 會影響患者的心理健康及生活品質，除了荷爾蒙補充治療，仍需考慮其他心裡介入治療	特別強調病情解釋及讓患者及其家屬通盤了解，並注意個案心理狀態；建議提供心理諮商	緩解患者心理壓力
生活型態建議	戒菸、規則運動、維持健康體重已減少心血管疾病發生	建議每年回診評估規則運動以減少心血管疾病風險	健康飲食、運動、戒菸、避免生殖毒性物質接觸補充鈣質及維生素 D
遺傳諮詢	對於 POI 個案的家屬衛教：木欠 POI 的出現與否無法預防、可以考慮盡早做生育率保存的介入	適當轉診	可借助高通量機印檢測篩查致病基因；依病因衛教家族中年輕女性盡早生育
避孕資訊	可考慮口服避孕藥或子宮內避孕器	可考慮口服避孕藥或避孕套或子宮內避孕器	未提及
生育資訊	• POI 診斷後仍有 1 ～ 5% 可以自然懷孕 • 女性荷爾蒙治療在 POI 早期可能可以增加排卵率 • 卵子受贈是較確立的治療選擇	• 卵子受贈是較確立的治療選擇 • 透納氏症的女性孕期出現主動脈破裂機會較高，不建議受贈卵懷孕	輔助生殖技術治療，考慮卵子受贈；另針對 POI 高風險族群應建議生育力保存的方式

生育資訊	• 藉由受贈卵懷孕須注意高危險妊娠的風險（尤其透納氏症）		
荷爾蒙補充	女性荷爾蒙的選擇： • 2 mg/d 17β～estradiol 或經皮吸收 100 mcg Estradiol 有子宮者加上黃體素： • 週期性（每個月 10～12 天）給予口服 MP 200mg / d	女性荷爾蒙的選擇： • 1～2 mg 的 17β～Estradiol • 經皮吸收 100 mcg / d Estradiol • 0.625～1.25 mg CEE 有子宮者須加上黃體素： • 每個月 12 天的口服黃體素（10mg MPA 或 200 mg MP），或 • 連續使用的口服黃體素（2.5～5mg / d MPA 或 100mg / d MP）·	女性荷爾蒙的選擇： • 17β～estradiol 2 mg/d 或 • 經皮雌二醇 50～100 mcg / d • 口服 CEE 0.625 mg / d 黃體素選擇： • 每個月 12～14 天的口服 Dydrogesterone 10mg/d • MP 200 mg / d
骨質保護	均衡飲食，運動，適量補充鈣質及維生素 D，維持適當體重，戒菸酒	以雌激素補充維持骨質，避免常規使用雙磷酸鹽（Bisphosphonates）	以雌激素補充維持骨質，若有需要則輔以其他骨質疏鬆藥物

縮寫：21-OH: 21-hydroxylase; AMH: anti-mullerian hormone; CEE: conjugated equine estrogens; FMR1: fragile X mental retardation 1; FSH: follicle-stimulating hormone; MP: micronized progesterone; MPA: medroxyprogesterone acetate; POI: premature ovarian insufficiency, TPO: thyroid peroxidase; TSH: thyroid stimulating hormone.

資料來源：摘錄自《婦產科醫學會會訊 · 教育專欄》，許沛揚醫師，2018 年 12 月。

好孕
診療室　早發性卵巢功能不全患者還能受孕嗎？

早發性卵巢功能不全患者的懷孕機率低，一般來說，醫生會嘗
試給口服排卵藥 clomiphene citrate、排卵針（促性腺激素）、
雌激素、促性腺激素釋放素類似劑（GnRH analogues）或類固
醇等藥物，或者嘗試接受捐卵。

此外，目前醫學界普遍讓患者使用脫氫異雄固酮
（dehydroepiandrosterone, DHEA），是一種經由腎上腺皮質、
中樞神經系統以及卵巢濾泡鞘細胞（theca cell）所製造分泌
的天然類固醇，並且可以在身體其他周邊組織被轉換成具有活
性的雄性素或雌激素。

美國生殖醫學會期刊曾有卵巢早衰的案例，初停經後每天使用
50mg 的脫氫異雄固酮，投藥 2 個月至半年不等，月經復又來
潮，並自然受孕的例子。

氫異雄固酮是一種微弱的雄性素，在美國自 1993 年即列入
FDA 核准的保健產品。不需處方，每天 100mg 以下不會發生
副作用，該臨床使用每天 75mg 即符合實際需要量，可能的副
作用包括粉刺、聲音低沉、臉部長毛。

基本上，只要在安全用量以內，卵巢早衰的患者可以考慮補充
脫氫異雄固酮，更何況脫氫異雄固酮還有傳統上最主要的功
用：改善停經婦女體內的賀爾蒙環境。當然，在這之前必須先
尋求專業醫師建議。

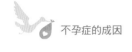
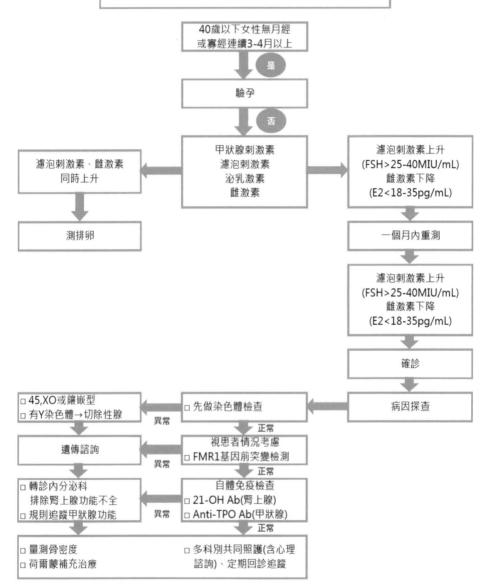

早發性卵巢功能不全治療診斷及處理流程參考

40歲以下女性無月經
或寡經連續3-4月以上

是

驗孕

否

甲狀腺刺激素
濾泡刺激素
泌乳激素
雌激素

濾泡刺激素、雌激素
同時上升

測排卵

濾泡刺激素上升
(FSH>25-40MIU/mL)
雌激素下降
(E2<18-35pg/mL)

一個月內重測

濾泡刺激素上升
(FSH>25-40MIU/mL)
雌激素下降
(E2<18-35pg/mL)

確診

病因探查

□ 45,XO或鑲嵌型
□ 有Y染色體→切除性腺

□ 先做染色體檢查

異常   正常

遺傳諮詢

視思者情況考慮
□ FMR1基因前突變檢測

異常   正常

□ 轉診內分泌科
　排除腎上腺功能不全
□ 規則追蹤甲狀腺功能

自體免疫檢查
□ 21-OH Ab(腎上腺)
□ Anti-TPO Ab(甲狀腺)

異常   正常

□ 量測骨密度
□ 荷爾蒙補充治療

□ 多科別共同照護(含心理
　諮詢)、定期回診追蹤

參考文獻：

1. Richardson A, Haridass SA, Ward E, Ayres J, Baskind NE. Investigation and treatment of premature ovarian insufficiency: A multi-disciplinary review of practice. Post Reprod Health. 2018 Nov 4:2053369118811233.

2. European Society for Human Reproduction and Embryology（ESHRE） Guideline Group on POI, Webber L, Davies M, Anderson R, Bartlett J, Braat D, Cartwright B, Cifkova R, de Muinck Keizer-Schrama S, Hogervorst E, Janse F, Liao L, Vlaisavljevic V, Zillikens C, Vermeulen N. ESHRE Guideline: management of women with premature ovarian insufficiency. Hum Reprod. 2016 May;31（5）:926-37.

3. Committee opinion no. 605: primary ovarian insufficiency in adolescents and young women. Obstet Gynecol. 2014 Jul; 124（1）193-7.

4. Chen ZJ, Tian QJ, Qiao J. [Chinese expert consensus on premature ovarian insufficiency]. Zhonghua Fu Chan Ke Za Zhi. 2017 Sep 25,52（9）:577-581.

5. Goldenberg RL, Grodin JM, Rodbard D, Ross GT. Gonadotropins in women with amenorrhea. The use of plasma follicle-stimulating hormone to differentiate women with and without ovarian follicles. Am J Obstet Gynecol. 1973 Aug 1:116（7）:1003-12.

6. La Marca A, Marzotti S, Brozzetti A, Stabile G, Artenisio AC, Bini V, Giordano R, De Bellis A, Volpe A, Falorni A; Italian Addison Network. Primary ovarian insufficiency due to steroidogenic cell autoimmunity is associated with a preserved pool of functioning follicles. J Clin Endocrinol Metab. 2009 Oct:94（10）:3816-23.

7. Jiao X, Zhang H, Ke H, Zhang J, Cheng L, Liu Y, Qin Y, Chen ZJ. Premature Ovarian Insufficiency: Phenotypic Characterization Within Different Etiologies. J Clin Endocrinol Metab. 2017 Jul 1;102（7）:2281-2290.

8. Vabre P, Gatimel N, Moreau J, Gayrard V, Picard-Hagen N, Parinaud J, Leandri RD Environmental pollutants, a possible etiology for premature ovarian insufficiency: a narrative review of animal and human data. Environ Health. 2017 Apr 7;16（1）: 37.

9. Committee on Gynecologic Practice. Committee Opinion No. 698: Hormone Therapy in Primary Ovarian Insufficiency. Obstet Gynecol. 2017 May;129（5）:e134-e141.

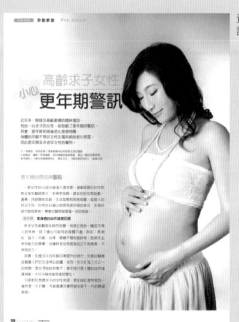

資料來源：王瑞生，《媽媽寶寶》雜誌，2013 年 1 月號。

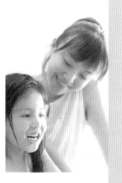

資料來源：王瑞生，《長春月刊》雜誌，2007 年 9 月號。

認識習慣性流產

習慣性流產（Habitual Abortion），是某些女性的惡夢，因為每次流產不僅會造成生理上的不適，內心的失落與痛苦更是旁人無法體會，甚至有人會開始怪罪自己，形成更大的心理壓力。

正因為習慣性流產是大家都不樂見的情形，所以更要了解找出病因，才能避免再次發生，並且獲得改善。

何謂習慣性流產？

習慣性流產多指連續發生 3 次以上懷孕未滿 20 周流產，包括胚胎曾有心跳後追蹤無心跳、胚胎尚未發展心跳即停止發育或胚胎自然流出體外。同時，習慣性流產與不孕症幾乎是一線之隔。根據美國生殖醫學會的定義，連續 2 次或以上的流產，就稱為習慣性流產。

習慣性流產的成因

懷孕有很多禁忌，例如不能拿剪刀，但別再相信這些了，這絕不是造成流產的原因。基因、自體免疫、子宮構造異常、內分泌、血液凝固異常、感染等等，都可能是造成習慣性流產的原因。

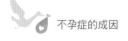

這些原因可能造成流產

基因問題

例如染色體轉位，或是一些特定基因的缺損、突變，都可能造成習慣性流產，而轉位問題在夫妻雙方身上都可能發生，所以若有習慣性流產的狀況，建議夫妻要一起就診，接受檢查。

自體免疫問題

指體內產生了不該存在體內的抗體，而且這種抗體是具有攻擊懷孕組織與胎兒的可能性，因而造成胎兒萎縮。

子宮構造問題

先天性子宮的異常並不一定造成流產，但特定情況下，如子宮內有一個中隔，便可能是流產的成因；此外，部分子宮問題是源於過去的手術，包括墮胎造成的子宮內膜沾黏。

內分泌

大部分源自黃體素的問題，例如多囊性卵巢患者，由於產生胰島素阻抗，或是雄性賀爾蒙過高，都會使卵子的品質下降或排卵異常，進而導致黃體功能不足，無法供應胚胎所需之足量黃體素，提高流產發生的機率。另外還有甲狀腺和血糖等問題，也可能造成流產。

感染問題

台灣的衛生環境已比過去進步很多，發炎造成習慣性流產的比率逐漸下降，發炎造成流產的病原體很多，細菌、黴菌、或是病毒都有可能，這就是檢查上最困難的一部分，若不是長期的感染或造成內膜沾黏，引起習慣性流產的機會並不大。

身為不孕症醫師，我明白對於屢次面對流產的夫妻來說，懷孕不僅是喜訊，也是巨大壓力的開端。但無論如何，都必須詳細檢查，求助專業評估流產原因，才能對症下藥，並且儘可能放輕鬆，保持樂觀心情，也有助於提升懷孕成功的機率。

習慣性流產的治療策略

　　了解了習慣性流產的成因之後，各位一定想知道，究竟該如何預防及治療？以下詳述各種檢查預防，以及治療的方式。

染色體檢查
　　前面有提到，有時習慣性流產不只是女性一方的問題，會建議夫妻雙方一起接受抽血做染色體檢查。

抗磷脂抗體症候群
　　抽血檢測自體免疫抗體（ANA、lupus anticoagulant、cardiolipin Ab、anti-phospholipid Ab），若符合抗磷脂質症候群（antiphospholipid syndrome, APS）診斷要件，並有 3 次以上流產病史，建議在孕前給予低劑量阿斯匹靈（Aspirin，每日 75 ～ 100mg），受孕後可預防性給予肝素（heparin，一種抗凝血劑）。可以使用到 35 週以上或分娩。

荷爾蒙或代謝疾病
　　包括糖尿病（HbA1c）、甲狀腺異常（TSH、FreeT4、Anti-TPO Ab）、泌乳激素異常（Prolactin）等。

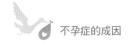

甲狀腺功能低下

必須在孕前及初期懷孕給甲狀腺素治療。特別提一下，亞型甲狀腺低下和習慣性流產的證據仍有爭議；給予這樣的病人甲狀腺素治療，可能可以降低流產率，但需評估治療的利益（可能降低流產率）和風險（可能提高早產、妊娠糖尿病和子癇前症）。

黃體功能不足

沒有足夠證據建議使用黃體素或人類絨毛膜性腺刺激素可以改善活產率。

血糖代謝異常

沒有足夠證據建議使用補充metformin（一種治療糖尿病的用藥）可以預防流產。

泌乳激素過高

可以考慮使用降泌乳激素藥物以增加成功懷孕的機率。

子宮結構異常檢查

　　超音波檢查、子宮輸卵管攝影或是子宮腔鏡檢查。可經由手術改善，增加成功懷孕的機率。

Chapter
4

男性不孕症

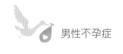

男性不孕症

何謂男性不孕症？

　　現代人工作壓力大，少子化問題日益嚴重，不孕症也愈來愈普遍。許多夫妻碰上懷孕困難時，常常歸咎於女方「生不出來」，但是因為受到近代文明環境影響，高科技、重工業的汙染加劇，過去 50 年來，男性精液品質不斷地下降，精蟲的數目急遽減少，可以想像男性不孕症只會不減反增。然而在現實層面上，男性不孕還是較少受到關注。不孕症女性因素佔三分之一，男性因素佔三分之一，另外三分之一為男女雙方都有關。

　　首先我們要先理解不孕的定義為：雙方有正常性生活，且沒有採取避孕措施，超過一年仍未懷孕，便稱為不孕症。由於男方因素也佔了相當比例，所以女方進行檢查的同時，男性也應該一起接受檢查。

男性不孕症的成因

　　下面圖表列出男性不孕的眾多可能病因，由多至少的分類，男性不孕的病因也可能是合併多個因素。不同研究單位，問卷取樣的結果會稍微有一點差異。

原　因	比　例
• 不明原因	40 ～ 50%
• 原發性性腺功能低下症 • 雄性素不敏感症 • 先天性睪丸疾病 • 隱睪症 • 睪丸炎 • 經放射線治療後 • 精索靜脈曲張 • Y 染色體缺陷	30 ～ 40%
• 精子運送障礙 • 缺乏輸精管或輸精管阻塞 • 副睪缺乏 • 勃起障礙 • 逆行性射精	10 ～ 20%
• 次發性性腺功能低下症 • 先天性不明原因促性腺激素分泌不足之低性腺功能症 • 下垂體腫瘤 • 雌激素過多（例：腫瘤） • 藥物 • 外傷	1 ～ 2%

資料來源：參考資料 1.Jose-Miller AB, Boyden JW, Frey KA: Infertility. Am Fam Physician2007; 75:849-56.

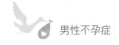

精索靜脈曲張	30～38%
不明原因	
內生殖道阻塞	
隱睪症	
免疫因素	
射精障礙	
睪丸毒素暴露（化療、放療等）	
內分泌障礙	
泌尿生殖道感染	
染色體或基因異常	
睪丸扭轉	
性功能因素	
睪丸癌	
先天畸形	0.05%

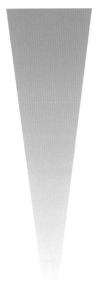

資料來源：
1. EAU guidelines on male infertility. Eur Urol 2005;48:703.
2. Jungwirth A et al. Guidelines on Male Infertility. European Association of Urology, 2013 Campbell-Walsh Urology, 10th ed. 2012, pp. 616-647.

男性不孕症的檢查

　　很多已婚女性長時間無法結婚生子時，時常會自責是不是身體哪裡有問題，但其實不孕的原因，不一定全都是因為女性，也有可能是男性造成的。不孕的原因，發生在男性或女性的機率各一半，因此，夫妻一起接受檢查是非常重要的。透過檢查，才能更快速精準找到原因，藉由醫生的專業協助，為每對夫妻尋找更適合的治療方式。男性不孕症的檢查，大致可分為三類。

理學檢查

荷爾蒙檢查

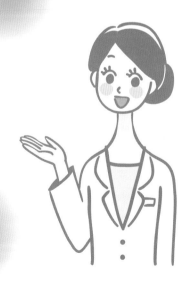

其他檢查

理學檢查

一般檢查／
生殖泌尿系統
檢查

尋找有無內分泌方面異常，注意身體形態、體毛分佈、脂肪分佈情形，身高體重、血壓四脂長度有無異常，營養狀況、第二性徵有無發育。而生殖泌尿系統檢查，旨在找出生殖系統的異常或感染。

陰莖檢查

☐大小
☐尿道開口位置
判斷有無尿道下裂（Hypospadias）
或尿道上裂（Epispadias）
☐包皮、尿道
☐有無膿性分泌物

睪丸檢查

☐有無隱睪症
☐大小
小睪丸可能是萎縮或柯林菲特氏症候群（Klinefelter's syndrome）
☐硬度
若未達應有硬度，多是因曲細精管表皮喪失，如生殖細胞發育不全症候群（Sertoli Cell Only Syndrome）或柯林菲特氏症候群
☐有無壓痛
確認是否有發炎感染情形

副睪及輸精管檢查

方法：觸診
☐有無結節
☐有無壓痛
可辨別過去或現在是否有發炎、感染的情形

陰囊檢查

方法：請患者站立，並做伐氏操作（Valsalva maneuver），檢查因囊是否腫脹，以判斷是否有下列情況。
☐有無腹股溝疝氣
（inguinal hernia）
☐有無陰囊水腫（hydrocele）
☐有無淋巴囊腫
（lymphocele）
☐有無精索靜脈曲張
（Varicocele）

前列腺檢查

方法：由肛診進行觸診
☐大小
☐硬度
☐有無壓痛

荷爾蒙檢查

濾泡刺激素、黃體刺激素、泌乳激素、睪固酮

主要腦下垂體前葉所分泌的濾泡刺激素、黃體刺激素、泌乳激素，以及由睪丸間質細胞所分泌的睪固酮。男性不孕症的荷爾蒙檢測，可能會有以下結果。

1. 濾泡刺激素和黃體刺激素偏高，而睪固酮偏低：若為此情形，則顯示無精症的原因來自睪丸本身，亦稱作原發性睪丸衰竭；而血液中睪固酮濃度高低可做為補充該賀爾蒙的參考。
2. 濾泡刺激素、黃體刺激素、睪固酮正常：通常可能為阻塞性無精症。
3. 睪丸靜脈曲張合併濾泡刺激素偏高：睪丸靜脈曲張嚴重而造成精蟲稀少的患者，若血中濾泡刺激素偏高很多，則手術預後也不佳。
4. 濾泡刺激素、黃體刺激素，以及睪固酮均偏低：表示無精症的原因來自於下視丘或腦下垂體，這就是性腺激素功能低下症（Hypogonadotropic）及性腺功能低下症（Hypogonadism）。

其他方面，如性慾減退、不能舉堅等性功能障礙患者，則有檢測血液泌乳激素濃度的必要性。血中泌乳激素偏高的話，首先要排除是服用了鎮靜劑或其他精神方面的疾病藥品，如精神分裂、憂鬱症的藥品。如果沒有上述狀況，則要做腦部的影像學檢查（如電腦斷層、核磁共振等），看是否腦下垂體長瘤，而影響了性腺刺激素的釋出。

黃體刺激素會刺激睪丸間質細胞（leydig cell）分泌睪固酮，而後濾泡刺激素與睪固酮會一同作用於睪丸裡的曲細精管，促進精細胞的發育與成熟，一般在 72 天左右就會產生成熟的精子，這是精子生產的過程。

在男性不孕症當中，每毫升精液少於 500 萬隻的精蟲稀少症和無精症患者，就診時應該檢驗血液相關荷爾蒙的含量。

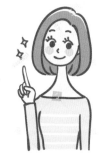

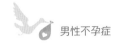

其他檢查

微生物學方面的檢測、超音波檢查、睪丸切片

梅毒 (Syphilis)、淋病 (Gonorrhea)、披衣菌感染 (Chlamydia infection)、慢性泌尿道感染 (Urinary tract infection) 等都可能會造成不孕。超音波檢查及睪丸切片檢查有助於判別是否為阻塞性或非阻塞性無精蟲症。

微生物學方面的檢測

不孕症患者有尿液檢體異常、尿路感染、攝護腺炎、副睪炎、無症狀的精液感染及性病時需要作微生物學方面的檢測。

超音波檢查

可評估睪丸大小，副睪及精索靜脈是否有異常。對阻塞性無精蟲症患者，陰囊的超音波檢查對病因的確立是很有幫助的。也可以加上經直腸超音波，檢查儲精囊之異常。

睪丸切片

診斷性的睪丸切片採樣化驗可以作為判別是否為阻塞性或非阻塞性無精蟲症。

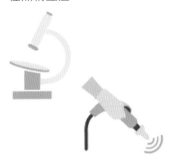

資料來源：
1. EAU guidelines on male infertility. Eur Urol 2005;48:703.
2. Jungwirth A et al. Guidelines on Male Infertility. European Association of Urology, 2013 Campbell-Walsh Urology, 10th ed. 2012, pp. 616-647.

精液分析標準

精液分析主要包含理學檢查、精子數量、活動力與型態。世界衛生組織在 2010 年制定了第 5 版檢驗精液品質的最低參考值（括號內表示 95％的信賴區間），如下表所示。

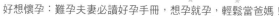
參　數	低參考值
精液量（ml）	1.5（1.4 - 1.7）
精蟲總數（百萬／每次射精）	39（33 - 46）
精蟲濃度（百萬／ml）	15（12 - 16）
精蟲總活動力（前進運動＋非前進運動，％）	40（38 - 42）
前進運動（％）	32（31 - 34）
存活率（活精蟲，％）	58（55 - 63）
精子形態（正常，％）	4（3.0 - 4.0）
精液酸鹼度（pH 值）	≧ 7.2
白血球（百萬／ml）	< 1.0
混合抗球蛋白反應（％）	< 50
精液外觀	均勻灰白色或乳白色
精液液化所需時間	室溫下小於 60 分鐘
精液黏稠度	低黏稠度
精子凝結現象	不凝結

參考資料：

Dohle GR, Zsolt K, Jungwirth A, Diemer T,Giwercman A, Krausz C: Guidelines for the investigation and treatment of male infertility（Text update April 2010）.http://www.uroweb.org/gls/pockets/english/Male% 20Infertility% 20 2010.pdf

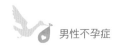

精液分析新指標：精蟲 DNA 損傷

　　精子是男性成熟的生殖細胞，精子（精蟲）是雄性生殖細胞，它是經過稱為精子生成的過程（Spermatogenesis）由睪丸產生。精子具有一個頭和一條尾巴，尾巴左右擺動以推動精子前進，精子朝卵游去以實現受精。許多動物可產以生數百萬個精子，但是只有一個精子可使一個卵受精。

　　而目前的精液分析，我們可初步得知精蟲數目與活動力的狀況，這與受精率有著相當的關係，而精子型態，更是在 1,000 倍顯微鏡肉眼觀察下，用作猜測精蟲的「內涵」、「品質」的標準。

　　藉由上述的精液分析，的確幫助了許多不孕夫妻們進行初步的評估，但臨床上總有些原因無法解釋的不孕症個案，曾經有學者提出，男性不孕症患者中可能有 15％的精蟲，仍具有正常形態，而無法以傳統精液分析診斷出。那他們問題出在哪呢？或許就是顯微鏡下看不出的秘密—精蟲的 DNA。

　　而現在，我們可更精準地使用儀器，如電腦輔助精蟲分析儀（Computer-aided sperm analysis, CASA），不只可針對外觀及活動力，更能精準檢查精蟲的 DNA 是否健全，並深入研究精子的形態（活動力、游動軌跡等），讓檢查的數量更精準，協助做出更準確的判斷，省去過去不斷嘗試重複檢查的困擾。

　　近年來醫學研究逐漸發現，精蟲內部 DNA 的損傷（Sperm DNA damage）在男性不孕症的病因中扮演重大的角色，所謂的損傷包括了：

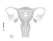

1. 精蟲細胞內累積過多
   自由基造成的氧化壓
   力（Oxidative stress）

2. 受環境刺激或 DNA
   嚴重被破壞，而走
   向自殺一途的凋亡
   （Apoptosis）反應

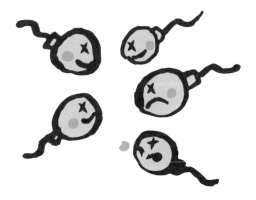

3. 以及 DNA 碎片（DNA
   fragmentation）等。

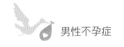

好孕
專欄　**不可不知的精蟲 DNA 損傷二三事**

Q：為什麼 DNA 會產生損傷？

A：精蟲的 DNA 損傷，多是 DNA 鏈中發生斷裂、缺失等，造成損傷的可能原因有：疾病、發炎、藥物使用、高燒、睪丸溫度太高、環境汙染、抽菸、喝酒、年紀漸長、或是精蟲體外處理時間過久等；而造成 DNA 損傷的機制，多為自由基（Reactive oxygen species, ROS）的累積、染色體異常包裹（Chromatin packaging）、凋亡（Apoptosis）等。

Q：如何檢驗 DNA 損傷？

A：許多種檢驗方法可以使用，例如將螢光標記在斷裂的 DNA 缺口處的 TUNEL 試驗，即可偵測 DNA 碎片的程度。透過化學冷光或螢光方式，可利用自由基氧化的特性，反映出精蟲細胞內的自由基部份等。其餘方法還有彗星試驗（Comet Assay）、精蟲染色體結構分析等等。但由於目前技術的限制，檢驗過後的精蟲，不宜回收使用，因此在臨床上仍只帶有診斷上的意義。

Q：DNA 損傷與生殖力的關係？

A：自 1996 年開始，許多學者開始研究精蟲 DNA 損傷對生殖力的影響，2005 年穆罕默德等人（Mohamed et al.）以回溯性的研究，發現不孕症的男性精蟲，的確較健康捐贈者的精蟲較容易凋亡，或帶有更多的自由基。而自由基含量較多的精蟲，也較易走向凋亡一途。

而 2004 年邦格等人（Bungum et al.）收集了 306 例輔助生殖的案例，並對其進行分析，也發現 DNA 碎片指數（DNA fragmentation index, DFI）≦ 27％、碎片含量越少的個案，有較高的懷孕及生產率。

Q：DNA 損傷是否影響精蟲外表？

A：2008 年法爾姆等人（Pharm et al.）分析了共 1,633 位男性地精蟲，觀察 DNA 碎片指數與精蟲外表活動力指標的關係，結果發現 DNA 碎片會影響精蟲活動力、存活率、頸部型態，以及蜷曲的尾部。但其實精蟲中是否有碎片、DNA 品質是否良好，很難從顯微鏡下型態肉眼辨識出，因此 DNA 損傷的檢驗更具它的必要性。

　　檢查精蟲 DNA 損傷之所以重要，是因為無數的研究報告已經證實若精蟲內的 DNA 損傷，不但會導致男性的受孕力下降，也會導致早期胚胎發育遲緩、降低胚胎著床率、女性流產、以及動物實驗發現會導致胎兒畸形等多種症狀。

　　藉由 DNA 損傷檢測釐清一些生殖醫學問題，也能幫助深受不孕所苦的夫妻尋找更正確的治療方案。意即醫師可根據檢測結果，建議究竟要嘗試人工受孕或傳統試管嬰兒療程，或者還要加上卵胞質內單一精蟲注射（ICSI）療程，有效提高懷孕機率。

資料來源：

1. Evaluation of sperm damage: beyond the World Health Organization criteria. Fertility and Sterility, Vol.90, No.3, 484-485, 2008
2. Relationship between ROS production, apoptosis and DNA denaturation in spermatozoa from examined for infertility. Human Reproduction, Vol.19, No.1, 129-138, 2004

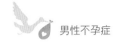

男性不孕症的診斷

　　執業多年，我很清楚不孕症評估與治療對許多夫妻來說是很有壓力的，所以看診時，夫妻的情緒（包括憂鬱、生氣、焦慮及婚姻狀態）都不可輕忽。一般來說，擁有正常性生活且未採取任何避孕措施達 1 年而未懷孕者，便強烈建議進行不孕症評估。

　　有下列情形者，也可考慮提早評估。
- 生殖系統疾病病史者。
- 性功能障礙者。
- 無月經者。
- 女性大於 35 歲。

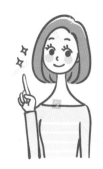

但提早評估有可能造成不必要的檢查與治療，仍須謹慎。因評估過程中可能提及個人隱私問題（例如過去的懷孕史或性傳染病史等），雖然建議夫妻雙方需要同時進行評估，視情況也需要分開諮詢，才能讓專業醫生徹底了解狀況，提供正確治療方式。

　　男性的不孕症檢查及評估，先從一般病史，物理檢查，生殖泌尿系統檢查，內分泌檢查和精液檢查開始，以期找出異常的原因。同時也會從下列各項進行評估。

性生活史 ▸ 項目

□ 結婚多久？
□ 有無避孕？
□ 避孕方法及時間？
□ 結婚前或前次婚姻的受孕情形？
□ 以前曾經接受不孕症檢查或治療的情形？

□ 性交時能否勃起或射精？
□ 性慾情形?
□ 性生活是否適宜？

性病史 ▸ 項目

是否曾患以下疾病：
□ 梅毒（Syphilis）
□ 淋病（Gonorrhea）
□ 披衣菌感染
（Chlamydia infection）

□ 慢性泌尿道感染
（Urinary tract infection）

內科疾病 ▸ 項目

是否患有以下疾病：
□ 糖尿病
□ 甲狀腺疾病
（Thyroid disorders）
□ 肺結核
（Tuberculosis, TB）

□ 高血壓（hypertension）
□ 血管病變
（Vascular diseases）

□ 曾接觸過 DES 雌激素（DES exposure）

□ 流行性腮腺炎
（Mumps）
□ 水痘（varicella）
□ 麻疹（measles）
□ 結核性睪丸炎
（tuberculous orchitis）

外科手術史 ▸ 項目

是否曾接受過以下手術：
□ 尿道狹窄或尿道憩室
（Urethral Strictures or diverticulum）手術
□ 尿道下裂
（Hypospadias）手術
□ 攝護腺切除手術
（Prostatectomy）
□ 膀胱頸手術
（Bladder neck surgery）

□ 輸精管切除（結紮）
手術（Vasectomy）
□ 精索靜脈曲張
（Varicocele）手術
□ 陰囊水腫
（Hydrocele）手術
□ 腹股溝疝氣
（Inguinal hernia）
手術

個人習慣	項目	是否有以下習慣： □ 酗酒　　　　　　　　　□ 喜歡洗熱水澡 □ 吸菸　　　　　　　　　　（三溫暖） □ 大麻　　　　　　　　　□ 習慣穿子彈型內褲

藥物使用	項目	是否有使用以下藥物： □ 鎮靜劑（Sedatives） □ 抗抑鬱劑（antidepressants） □ 抗精神病藥物（antipsychotics） 　相關副作用：勃起困難，射精不能。 □ H2 受體阻斷劑（Cimetidine） 　相關副作用：性慾低下，精子數目減少。 □ 成癮性麻醉劑（Narcotics） 　相關副作用：性慾低下，射精不能。 □ 抗高血壓藥物（Antihypertensive agents） 　包括 reserpine、clonidine、guanethidine、hydralazine、 　phenoxybenzamine、methyldopa、β-blockers、thiazide 　diuretics 和 spironolactone。 　相關副作用：無法達到高潮，勃起障礙，性慾低下。 □ 酒精（Alcohol） 　相關副作用：酒精對於睪丸間質細胞具有毒性，慢性中毒 　會引起睪丸萎縮，性慾低下及男性化喪失。 　derivatives, Salfasalazine 和 Nitrofurane 等也認為可能會 　引起不孕。

其他因素	項目	是否有其他可能造成不孕的不利因素，例如以下： □ 接受化學療法（Chemotherapy）及放射療法 　（radiation therapy） 　相關副作用：破壞精子生成。 □ 心理障礙（Psychological problems） 　相關副作用：因精神方面問題引起性慾低下，無法勃起、 　射精。 □ 服用 phenacetin, salicylic acid 等藥物

參考資料：《家庭醫學與基層醫療‧第 29 卷‧第 11 期》。

> ### 好孕診療室　精液品質不良的原因：你有這些問題嗎？
>
> 總結以上造成不孕的不利因素，下面這些情況，你有幾項呢？
> - ☐ 肥胖。
> - ☐ 酗酒。
> - ☐ 使用增加肌力的類固醇類藥物。
> - ☐ 過度運動（如過度的馬拉松訓練，過度的肌力運動）。
> - ☐ 穿著太過緊密保溫的內褲。
> - ☐ 經常泡溫泉及熱水澡。
> - ☐ 常暴露於高溫環境。
> - ☐ 部分藥物也會影響精蟲的正常製造。

男性不孕症的治療策略

男性不孕症的治療

在治療男性不孕症方面，應該根據其原因來採取最適當而有效的方法。近年來男性不孕症的治療有很大的進展，特別是卵胞質內單一精蟲注射療程，可將單一精子顯微注射打入卵子，使許多嚴重患者也能成功懷孕。

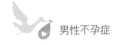

藥物治療

| 調節睪丸內睪固酮／腦下垂體濾泡刺激素 | 主要以調節睪丸內睪固酮的供給與腦下垂體濾泡刺激素的分泌為主。 |

精液品質差的患者

有時候病人精液稍差，可用可洛米分（Clomiphene）來增加體內產生濾泡刺激素，以改善精液的品質。

精液裡發現發炎細胞者

濾泡刺激素正常，但合併一些不正常情況，如精液感染者，則給予抗生素治療。

逆流性射精患者

可從尿液收集精子做人工授精。

外科治療

1 精索靜脈曲張
2 顯微手術／輸精管與副睪小管吻合術
3 輸精管與輸精管吻合術
4 經皮副睪精蟲抽取術
5 顯微副睪精蟲抽取術
6 經皮睪丸精蟲抽取術
7 睪丸精蟲萃取術

若藥物治療效果不甚顯著，也可考慮改以外科方式治療。

精索靜脈曲張患者

有許多外科及放射科的技術都可用來治療精索靜脈曲張。成功的治療，可明顯提升六成以上患者的精液品質。

輸精管與副睪小管吻合術（vaso-epididymostomy）

阻塞性無精蟲症患者可考慮接受此類手術，使精蟲能運送出來。

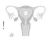

輸精管與輸精管吻合術
（vaso-vasostomy）

輸精管與輸精管吻合術一般來說成功率高，但使配偶自然受孕的機率與輸精管阻斷時間長短成反比。阻斷時間在 7 年以上者，其受孕率恐不到 50%。

經皮副睪精蟲抽取術
（Percutaneous Epididymal Sperm Aspiration, PESA）

直接將針穿刺入副睪內抽取精蟲，不必手術打開陰囊皮膚，但抽取到的精蟲數目可能較少，甚至抽取不到精蟲。

顯微副睪精蟲抽取術
（Microsurgical epididymal sperm aspiration, MESA）

當重建手術（輸精管吻合術，副睪輸精管吻合術）無法進行或是手術未能成功時，可以考慮顯微副睪精蟲抽取術，搭配試管嬰兒加上卵胞質內單一精蟲注射術來完成受孕的目的。

經皮睪丸精蟲抽取術
（Testicular sperm aspiration,TESA）

直接將細針穿刺入睪丸組織內抽取睪丸組織及液體，再由精子銀行實驗室將精蟲萃取出。當從副睪抽取不到精蟲，或是精蟲品質不佳時，則可直接切取一塊或多塊的睪丸組織，或以細針採樣採取，在顯微鏡下，將切取出的睪丸組織切碎，收集游移出來的精蟲，搭配卵胞質內單一精蟲注射術做試管嬰兒。

睪丸精蟲萃取術
（Testicular sperm extraction, TESE）

當從副睪抽取不到精蟲，或是精蟲品質不佳時，則可直接切取一塊或多塊的睪丸組織，或以細針採樣採取，在顯微鏡下，將切取出的睪丸組織切碎，收集游移出來的精蟲，搭配 ICSI(卵胞質內單一精蟲注射術) 做試管嬰兒。現在更有利用手術顯微鏡協助操作的睪丸精蟲萃取術 (Microdissection testicular sperm extraction, micro-TESE)，可以更精準取得較有機會萃取到精蟲的組織。

資料來源：

1. EAU guidelines on male infertility. Eur Urol 2005;48:703.

2. Jungwirth A et al. Guidelines on Male Infertility. European Association of Urology, 2013
   Campbell-Walsh Urology, 10th ed. 2012, pp. 616-647

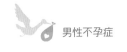

人工輔助生殖技術

我們一般講「人工輔助生殖技術」，是泛指利用人工生殖技術來協助受孕的方法，包括「人工授精」及「試管嬰兒」兩大類。

人工授精
「人工授精」就是在妻子排卵的時候，將丈夫的精蟲取出洗滌之後，由子宮頸的開口將活動精蟲注射入子宮內，以提高受孕的過程。若無法進行同房的夫妻、精液輕度異常的男性、已嘗試簡單治療仍無法自然懷孕的不孕症夫妻、不明原因的不孕症或不孕有一段時間的夫婦，均可以考慮人工授精。

試管嬰兒
有些狀況人工授精並不容易成功懷孕，包括：精蟲品質很差、嚴重之男性因素（例如阻塞性無精症）需要考慮接受試管嬰兒搭配卵胞質內單一精蟲注射術治療。而不明原因之不孕症或較輕之男性不孕症，已多次接受人工授精治療失敗者，也可考慮試管嬰兒療程。

精子捐贈
須考慮捐贈精子的情況有以下幾種。

1. 睪丸功能衰竭：睪丸萎縮、發育不全、染色體異常等。
2. 睪丸已透過手術切除：包含因睪丸惡性瘤、意外傷害等所進行之手術。
3. 精蟲製造能力缺損：非阻塞性無精症、精蟲外型重度異常，並多次無法使卵子在體外正常受精。

男性不孕症的預防方式

　　有些造成男性不孕的因素是可以預防的，例如過量飲酒，不只是影響肝臟功能，也會影響睪丸產生精蟲的能力。或者太緊的褲子，使得睪丸的溫度上升，也會影響睪丸的功能。不潔的性行為，不只造成尿道炎，也可能造副睪炎，影響了運輸精蟲的功能。其他如某些藥物或放射線等等。這些狀況所造成之男性不孕，其實都可從生活中開始預防。

> ### 夫妻雙方的生活保健方式
>
> □解除工作及情緒的壓力。
> □控制良好體重，勿過胖及過瘦。
> □減少菸、酒、藥物的使用。
> □保持良好的身心健康、減少熬夜。
> □多攝取高蛋白與維他命的食物。
> □避免長期處在高溫的環境、避免穿著太緊的褲子、須持續運動，以維持精液品質。
> □鼓勵適齡婚育，因 35 歲以後懷孕機會將顯著下降。
> □偵測排卵時間。
> □儘可能避免環境及飲食污染。例如避免吃下含塑化劑、毒奶粉等物品；居住環境的建材若含有甲醛，也可能影響精子質量與活力。

如何增加精子活力

　　除了醫學治療，民眾也可從飲食著手，有助於補充精子質量，可食用含有以下成分的食物或保健品，都能有所幫助。

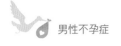

增加精子活動

■茄紅素：如紅番茄、蝦子。
■十字花科：如高麗菜、花椰菜。
■草本食物：祕魯瑪卡、鹿茸。
■海藻：海藻含抗氧化成分包括多酚類、多醣體、類黃酮、葉綠素和類胡蘿蔔素等。

■抗氧化劑：如胡蘿蔔、甜椒。
■維生素 C：如草莓、奇異果。
■維生素 E：如黃豆、波菜。

■左旋肉鹼、精氨酸 L-arginine：補充品。
■穀胱甘肽：例如酪梨：含有豐富的維生素 E 及穀胱甘肽（Glutathione）等強效抗氧化物。
■鋅、硒、輔酶 Q10、銅及錳。

　　除了平日飲食調養之外，也可借助營養補充品的功效。你可能聽過「自由基」這個名詞，目前醫學已經證實，不論間接或直接的作用，自由基對精蟲細胞具有殺傷力。而我們可以補充「抗氧化維生素」消除自由基，它們分別是 β- 胡蘿蔔素、維生素 C、E 及 B12。

　　精子發育成熟的過程約需要 90 天的時間，如精蟲活動力不佳、精蟲品質不好者，建議在備孕計畫前 3 個月，開始補充助孕維他命調養。

Chapter
5

破解不孕①：
人工生殖技術

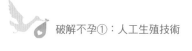

人工生殖技術介紹

　　前面我們談了很多不孕症的成因及治療方式，若想要進一步治療，可採取人工生殖技術。人工生殖技術的意義即是利用生殖醫學的協助，以非性交之人工方法，達到受孕生育目的之技術。目前臨床上主要包括人工授精（Intrauterine Insemination，IUI）和試管嬰兒兩大技術，在不孕症門診中，是兩種最常見的治療選擇。

　　雖然常聽到這兩種療程，但大家對於人工授精及試管嬰兒或許認識都不深，接下來的篇章裡，我們會針對這兩種療程進行介紹，也讓大家更清楚自己適合哪種方式。

人工授精

何謂人工授精？

　　人工授精又稱為人工受孕，指的是先讓太太服用促排卵藥或是打促排卵針，確定濾泡發育情況，決定排卵時間，再將先生的精子經由洗滌濃縮以後，送到太太的子宮腔，讓精子到輸卵管與卵子進行受精，利用將大量精子直接送入子宮腔內並縮短精子游動距離的假設來提高受孕的可能性，但先決條件是輸卵管要暢通。

多久之後可驗孕？

　　一般人工授精使用濾泡刺激藥物約為 8 ～ 12 天，視患者本身的狀況而定，為了配合刺激排卵，讓兩側卵巢多排一些成熟的卵子，會經由超音波監測卵泡的大小，以便正確的抓出排卵的時間點，可以提高人工授精的懷孕率，使用排卵針劑配合人工授精，每個週期的懷孕率在 15 ～ 20％左右。

　　人工授精的過程要先以藥物刺激排卵，並以超音波監控排卵的狀況，卵泡成熟後，再打破卵針，32 ～ 36 小時後施行人工授精；人工授精當天，先生取出精液後由實驗室洗滌處理除去雜質，加強活力並濃縮，將處理過的精液放進植入管裡，經由內診將植入管通過子宮頸放到子宮腔內，將植入管內的精液直接注射入子宮腔內，過程中不會疼痛也不需要麻醉，2 週後即可驗孕。

哪些狀況適合進行人工授精？

1. 造成不孕的原因有很多，而人工授精是利用人工方式將精子送到子宮腔，所以若是因以下情形不孕者，就適合使用這種療程。
2. 男性精蟲數目較少或活動力較差。
3. 男性射精困難。
4. 夫妻任何一方有嚴重性功能障礙。
5. 女性子宮頸分泌不良。

取精注意事項

在人工授精中，取精是很重要的過程，必須遵守以下須知，才能提升療程品質及受孕成功率。

1. 取精日即人工授精當日，請於上午 9 點前將精液檢體送至生殖醫學中心。
2. 先生取精前請禁慾 3～5 天，勿超過 1 星期，以免影響精子的數量與活動力。故請於月經週期第 7 或 8 天，夫妻同房或自行射精一次，之後禁慾至人工授精當日再取新鮮精液，才會有較好的精子品質。
3. 人工生殖法規定進入人工協助生殖療程前，夫妻雙方均須完成梅毒及愛滋病檢驗（檢驗效期 6 個月）。

人工授精

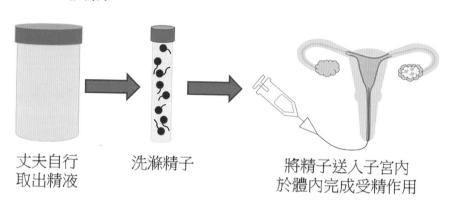

丈夫自行　　　洗滌精子　　　將精子送入子宮內
取出精液　　　　　　　　　　於體內完成受精作用

試管嬰兒

什麼是試管嬰兒？

試管嬰兒（In vitro fertilization）簡稱「IVF」（體外授精）。是指將卵子與精子取出體外後，在胚胎實驗室裡培養，進行體外受精的輔助生殖技術。授精後，視胚胎發育的狀況及女性子宮的狀況，選擇適當的時間再將胚胎植入子宮，如果順利的話，它將在子宮內著床並且慢慢成長。

多久後可驗孕？

詳細的試管嬰兒流程，需先設計適當的排卵刺激療程，給予排卵針誘導排卵後，追蹤血中荷爾蒙及陰道超音波。當卵泡成熟時，施打破卵針後經陰道超音波導引來取卵，先生於當天同時取精，取出之卵子視成熟度於取卵後數小時進行授精。

若是嚴重男性不孕患者，應執行卵細胞質內單一精蟲注射術以提高受精率，隨後置入培養箱培養，隔天觀察受精狀況。將受精卵繼續培養，再將第 3 天或第 5 天的胚胎植回子宮腔內，植入後 14 天，可由驗尿或抽血得知有無懷孕。若有多餘之胚胎可冷凍保存，供日後解凍植入。

哪些狀況適合進行試管嬰兒？

1. 輸卵管阻塞。
2. 輸卵管缺損。
3. 無輸卵管症。
4. 重度子宮內膜異位症。
5. 不明原因之女性不孕症。
6. 男性不孕症。
7. 免疫因素導致之不孕症。

試管嬰兒的成功機率？

起初試管嬰兒是藉由排卵針、排卵藥助孕，成功機率約在
30％左右，而後藉由改良排卵藥，將懷孕率提升到 50％左右。目
前則可搭配運用胚胎影像即時監控系統（Embryoscope time-lapse
system），在不需要頻繁的自培養箱取出胚胎來觀察的情況下進行
24 小時影像監控胚胎生長狀況，選出最優良健康的胚胎植入人體，
因此可提高試管嬰兒的成功率，將試管嬰兒成功率提升至 60 ～
70% 左右。

試管嬰兒

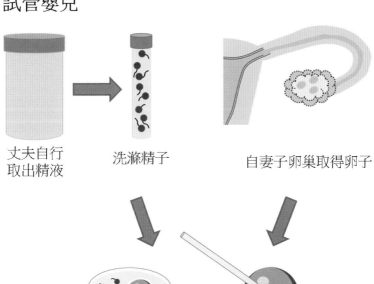

丈夫自行
取出精液　　洗滌精子　　　　自妻子卵巢取得卵子

IVF(體外受精)　　ICSI(卵細胞質內單精蟲注射)

於體外完成受精作用

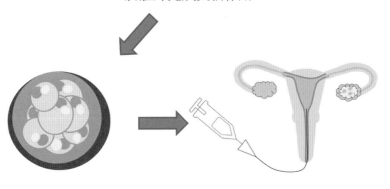

於體外培養3-5日　　　挑選最佳胚胎移植回子宮

試管嬰兒常用療程簡介

長療程（Long protocol）

★ 照超音波抽血

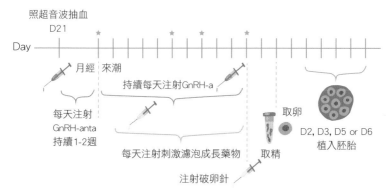

性腺刺激素釋放激素拮抗劑（Gonadotropin Releasing Hormone antagonist, GnRH-anta）
刺激濾泡成長藥物（針劑）（Gonal-f；Pergoveris；Elonva；Menopur）
破卵針（Qvidrel；Decapeptyl）

拮抗劑療程（GnRH-antagonist protocol）

★ 照超音波抽血

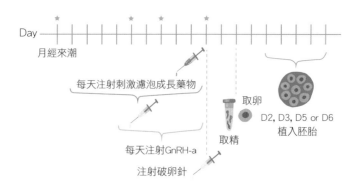

性腺刺激素釋放激素拮抗劑（Gonadotropin Releasing Hormone antagonist, GnRH-anta）
刺激濾泡成長藥物（針劑）（Gonal-f；Pergoveris；Elonva；Menopur）
破卵針（Qvidrel；Decapeptyl）

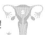

短療程（Short protocol）

★ 照超音波抽血

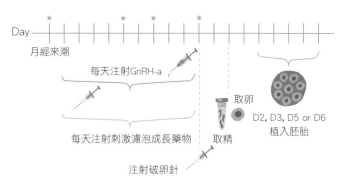

性腺刺激素釋放激素拮抗劑（Gonadotropin Releasing Hormone antagonist, GnRH-anta）
刺激濾泡成長藥物（針劑）（Gonal-f；Pergoveris；Elonva；Menopur）
破卵針（Qvidrel；Decapeptyl）

超友善長效排卵針療程（Flare-up protocol）

★ 照超音波抽血

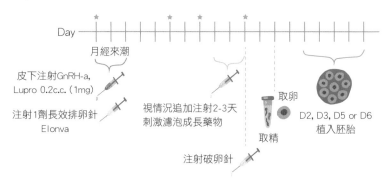

性腺刺激素釋放激素拮抗劑（Gonadotropin Releasing Hormone antagonist, GnRH-anta）
長效排卵針（Elonva 100mg or 150mg）
刺激濾泡成長藥物（針劑）（Gonal-f；Pergoveris；Elonva；Menopur）
破卵針（Qvidrel；Decapeptyl）

超友善口服黃體素療程（Progestin-primed ovarian stimulation protocol）

★ 照超音波抽血

– 適用於胚胎全部冷凍不植入

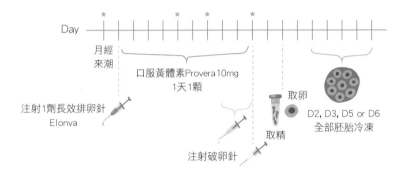

性腺刺激素釋放激素拮抗劑（Gonadotropin Releasing Hormone antagonist, GnRH-anta）
刺激濾泡成長藥物（針劑）（Gonal-f；Pergoveris；Elonva；Menopur）
破卵針（Qvidrel；Decapeptyl）

好孕
專欄

人工授精 vs 試管嬰兒，選擇哪種比較好？

前面介紹過了人工授精及試管嬰兒，讓大家有了初步的了解。接下來你會有的疑問應該是「我該選擇哪種比較好？」其實這兩種方式各有利弊，夫妻可以按照自己的生理狀況及生涯規劃作選擇。

這兩種療程共同的必要條件就是：夫妻兩人已結婚登記。依據目前法律規定，唯有合法婚姻關係的夫妻，才能接受人工授精或試管嬰兒的療程。以下我們將依兩者做出比較，供各位參考。

Q：人工授精與試管嬰兒，各自需要哪些條件？

A：由於人工授精是將大量精子置於子宮腔內進而提高受孕的可能性，所以必須滿足以下兩個基本條件：（1）女性最少一邊輸卵管正常通暢；（2）男性精蟲檢查達最低合格標準（至少 1,500 萬／ ml）；人工授精的成功率才有機會到 20%。

　　至於試管嬰兒所需的最低限度條件則是：有卵子及精子。相較於人工授精的條件，試管嬰兒的條件較為寬鬆。倘若女性兩邊輸卵管都不通，或者男性精蟲數目稀少、活動力差或阻塞性無精症，都可能得進行試管嬰兒才有辦法懷孕。此外，有性交困難、射精困難、勃起困難等夫妻，也需要試管嬰兒才能懷孕。

Q：人工授精與試管嬰兒的成功率各有多少？

A：一般來說，年輕女性接受人工授精的懷孕率大約是 20%。根據統計，接受過 3 次人工授精的療程，大約會有一半（51%）的女性有機會懷孕。

　　而試管嬰兒的成功率約有 50% 左右，如搭配胚胎影像即時監控系統，24 小時監控胚胎生長狀況，以選擇最佳胚胎植入，則可將成功率提升至 60 ～ 70% 左右。

Q：什麼情況下應改為進行試管嬰兒療程？

A：女性年齡愈大，無論是人工授精或試管嬰兒，其懷孕率都會逐漸下降，所以我們通常不建議高齡婦女花費太多時間在人工授精上。如有以下情況的患者，建議可改做試管嬰兒療程，以縮短等待時間並提高成功。

1. 已接受過 3 次人工授精仍沒有懷孕的年輕女性
2. 超過 34 歲，接受過 2 次人工授精未果的女性
3. 超過 38 歲，接受過 1 次人工授精未果的女性

除了高齡女性，有以下情形者，我們也會建議選擇試管嬰兒療程。

1. 卵巢功能低下。
2. 夫妻染色體異常。
3. 人工授精數次失敗者。

除夫妻染色體異常，容易有重複性流產（也稱為習慣性流產）的問題。一般的經驗是會發現夫妻有染色體異常，是因為已經反覆發生重複性流產，所以來門診檢查才發現的。而這樣的情形，只能藉助試管嬰兒合併胚胎著床前染色體檢查（PGS），才有辦法成功生下一個寶寶，避免重複流產。

Q：人工授精與試管嬰兒的費用差異？

A：費用絕對是選擇療程的一大關鍵，一般來說，人工授精成功率 20%，費用大約新台幣 3 ～ 4 萬；而試管嬰兒成功率 50 ～ 60%，費用大約 14 ～ 18 萬左右。有很多夫妻會因為預算費用的考量，而猶豫是否要接受試管嬰兒的療程。

當然就 CP 值來看，人工授精的 CP 值「好像」比較高。但是，最關鍵的因素其實是「時間」，也就是夫妻的「年紀」，這無法用 CP 值來計算的。

年輕夫妻的時間成本還很多，可以慢慢嘗試。高齡夫妻的時間成本所剩不多，如果想要懷孕生子，還是需要用成功率最高的方式，才能盡快實現心中的願望。

生殖醫學
最前沿
01

第二代試管嬰兒：
卵細胞質內單一精子顯微注射技術

卵細胞質內單一精子顯微注射技術，也就是所謂的「第二代試管嬰兒」。傳統的體外授精技術被稱作「第一代試管嬰兒」。首先這裡需要釐清的一點是，第二代試管嬰兒並不是第一代試管嬰兒的升級版，也不能互相取代，它們在病患適應症上有所差別，分別應用在不同適應症的病患身上。純粹只是因為這個技術出現的時間比傳統的體外授精技術晚了十多年，所以被稱為「第二代試管嬰兒」。

最早的成功案例在 1991 年由比利時的詹彼耶羅‧帕勒默（Gianpiero D. Palermo）醫師團隊操作完成，該技術是藉助顯微鏡操作系統將單一精子注射入卵子細胞質內使其受精，可以解決因男性精子問題導致的傳統體外授精作業下受精失敗的問題，因此提高了試管嬰兒的成功率。對於精蟲數極度稀少、活動力極差的重度男性不孕患者以及需睪丸取精的男性不孕患者是一項重要的里程碑。

卵細胞質內單一精子顯微注射技術的基本原理

整體來說，卵細胞質內單一精子顯微注射技術在取卵前的療程，和試管嬰兒療程是一樣的，只是在取卵手術後的精卵授精方式有所差別。體外授精是將一定數量的精子和卵子一起放在培養液中孵育（例如一個卵子配 3 萬條精子），讓精子大軍自己競爭，以完成體外授精。卵細胞質內單一精子顯微注射技術是在顯微鏡下人工挑選一條活動能力最強、形態最好（英俊順眼）的精子，利用單一精子顯微注射技術（卵細胞質內單一精子顯微注射技術）直接把這條精子注射到卵子的細胞質內使卵子完成體外受精。換

句話說，體外授精是卵子經由自然淘汰的機制來選擇精子，卵細胞質內單一精子顯微注射技術則是以人為的標準來選擇精子。

卵細胞質內單一精子顯微注射技術技術的安全性

　　需要注意的是，卵細胞質內單一精子顯微注射技術雖然大大提高了授精效率，但也不是萬能的，臨床上還是有部分病患經卵細胞質內單一精子顯微注射技術後，仍然無法授精。另外，卵細胞質內單一精子顯微注射技術需要對卵子進行人為穿刺操作，任何人為的操作過程，都會有某些無法預期發生損傷的疑慮，因此需要慎重地使用這項技術。自卵細胞質內單一精子顯微注射技術技術誕生之日起，關於此技術安全性的爭議就從未停止。儘管試管嬰兒技術發展至今，已有超過百萬的健康嬰兒通過卵細胞質內單一精子顯微注射技術技術出生，但其長期的安全性仍然有待評估。因為卵細胞質內單一精子顯微注射技術技術和自然授精相比減少了自然淘汰的篩選，引入了不可預測的因素，是否會增加後代異常的發生率，尚無定論。為了病患的整體利益，繼美國生殖醫學會之後，台灣生殖醫學會也於 2017 年 12 月發表了卵細胞質內單一精子顯微注射技術使用指引，特引全文披露於下，供大家了解及遵循：

台灣生殖醫學會卵細胞質內單一精子顯微注射技術指引 2017

　　　　卵細胞質內單一精子顯微注射技術（Intracytoplasmic sperm injection，卵細胞質內單一精蟲顯微注射），目的是解決因嚴重男性因素導致精、卵無法受精的問題，做法是在顯微鏡下將單一精蟲注射進入卵子內使其受精。此外使用卵細胞質內單一精子顯微注射技術完成受精適應症也包括：（1）非男性因素的不孕症，但無法藉由傳統體外受精方式達成卵子受精；（2）冷凍解凍後的卵子；（3）體外催熟的卵子；（4）PGD／PGS（胚胎著床前遺傳診斷／篩檢）為

避免胚胎檢體受到胚胎外其他精蟲干擾檢查的準確性 [1,2]。

　　若非男性因素的不孕症或前述四種情形卻施予卵細胞質內單一精子顯微注射技術，不僅無法提高卵子的受精機率，甚至可能因注射過程使卵子受傷，導致懷孕率下降，因此不建議卵細胞質內單一精子顯微注射技術使用於全部之試管嬰兒個案。當卵細胞質內單一精子顯微注射技術使用於不明原因之不孕、高齡不孕婦女、卵子數少之婦女，證據顯示懷孕率並不會因此提高 [3,4]。

　　卵細胞質內單一精子顯微注射技術缺點是：（1）非男性因素的不孕症卻施予卵細胞質內單一精子顯微注射技術可能導致懷孕率下降 [5]；（2）增加試管嬰兒費用；（3）增加胚胎技術員工作負擔；（4）是否微幅增加新生兒先天性缺陷尚無定論 [1]。

參考文獻：

1. What is intracytoplasmic sperm injection（ICSI）？（https://www.asrm.org/uploadedFiles/ASRM_Content/Resources/Patient_Resourc es/Fact_Sheets_and_Info_Booklets/ICSI-Fact.pdf）

2. Jones J, Horne G, Fitzgerald C. Who needs ICSI? A nationwide UK survey on ICSI use. Hum Fertil2012;15:144-9.

3. Practice Committees of the American Society for Reproductive Medicine and Society for Assisted Reproductive Technology. Intracytoplasmic sperm injection（ICSI）for non-male factor infertility: a committee opinion. FertilSteril2012;98:1395-9.

4. Boulet SL, Mehta A, Kissin DM, Warner L, Kawwass JF, Jamieson DJ. Trends in use of and reproductive outcomes associated with intracytoplasmic sperm injection. JAMA 2015;313:255-63.

5. Bhattacharya S, Hamilton MP, Shaaban M, Khalaf Y, Seddler M, Ghobara T, Braude P, Kennedy R, Rutherford A, Hartshorne G, Templeton A. Conventional in-vitro fertilisation versus intracytoplasmic sperm injection for the treatment of non-male-factor infertility: a randomised controlled trial. Lancet 2001;357:2075-9.

生殖醫學
最前沿
02

第三代胚胎
著床前染色體檢查

認識胚胎著床前染色體檢查

高齡女性除了卵子品質下降、數量減少以外，研究也發現，染色體異常的機率也會隨著年紀增長提高，而胚胎染色體異常是胚胎無法著床或早期懷孕流產的重要因素。

進行人工生殖，最理想的狀態是：只植入一個胚胎，而且生下一個健康的寶寶。想提高成功懷上健康寶寶的機率，關鍵在於胚胎的品質。植入品質好的胚胎，也可以降低植入胚胎的數目，減少多胞胎的發生機率。

而染色體的正常度便左右了胚胎品質，所以如何能在植入前篩選出染色體數目正確的胚胎，成為相當重要的環節。有鑒於此，胚胎著床前染色體檢查（Preimplantation genetic testing - aneuploidy, PGT-A）於焉問世。

胚胎著床前染色體檢查是在試管嬰兒胚胎植入前先針對胚胎染色體有無異常進行篩檢，避免植入異常胚胎，增加試管嬰兒成功率和減少懷孕後流產率的一種高階的人工生殖技術。

胚胎著床前染色體檢查旨在檢測染色體數目或套數有無異常，其他如單一基因疾病、染色體平衡轉位、倒置、環狀染色體，染色體微小片段缺失、DNA 定序錯誤，和多倍數染色體則無法藉由胚胎著床前染色體檢查檢測出來。

胚胎著床前染色體檢查適用族群為習慣性流產、高齡不孕症、多次試管嬰兒失敗的患者。事實上，目前對一般試管嬰兒病人，是否該採用胚胎著床前染色體檢查，醫界仍意見分歧，但我們應對於胚胎著床前染色體檢查優缺點有個大略的了解。

哪些人應接受胚胎著床前染色體檢查？

　　一般來說，年紀超過 35 歲的備孕女性，或者是習慣性流產、多次胚胎著床失敗、家族有遺傳疾病，或家族史中有染色體異常者，都可在接受試管嬰兒療程時進行染色體檢查，增加成功受孕機率，有效避免胎兒染色體異常，並降低家族遺傳性疾病的機率。

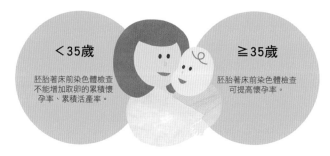

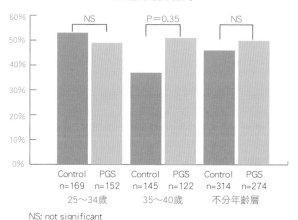

20週持續姙娠率

NS: not significant

資料來源：Single Embryo Transfer of Euploid Embryo（STAR）Clinical Trial（NCT02268786）. https://clinicaltrials.gov/ct2/show/NCT02268786.

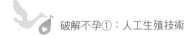

胚胎著床前染色體檢查的效益

因為胚胎經過胚胎著床前染色體檢查挑選，只有染色體正常的胚胎才會植入。一次應只植入 1 個胚胎，植入 2 個會大幅提升雙胞胎的機率，而此情況其實是不理想、不被建議的。

胚胎著床前染色體檢查的費用與風險

胚胎著床前染色體檢查，每個胚胎收費 1.8 萬，大幅增加自費費用，多數人會因此多支出 5 ～ 10 萬。然而，後期胚胎植入的次數和費用則會相對減少。

胚胎著床前染色體檢查必須就胚胎做切片，但有高達 5 ～ 6% 的病人，其所有胚胎在長成囊胚前就全部折損，以致無胚胎可做切片，後續亦無正常胚胎可供植入。

即便順利進行胚胎著床前染色體檢查，仍有約 5 ～ 20% 的胚胎會因為細胞不健康或其他原因，造成檢驗不出結果。這些胚胎，非常可惜地，減少了可供植入的胚胎數目。

此外，由於是自胎盤進行切片，和胚胎本身的染色體結構不必然相同，可能導致大約 3 ～ 5% 的胚胎診斷失誤率，進而導致將正常胚胎丟棄，或相反地，植入異常胚胎的結果。

懷孕後可做非侵入性的產前檢查，如非侵入性胎兒染色體檢測（Non-invasive prenatal test, NIPT）、超音波，以進一步確認有沒有誤診。至於侵入性的檢查，如羊膜穿刺，則建議與醫師做進一步的討論。

胚胎著床前染色體檢查流程

有醫學研究觀察每次試管嬰兒治療週期可獲得染色體正常的囊胚數目，結果發現女性年紀愈大，每次試管嬰兒治療週期可獲

得染色體正常囊胚的數目會愈少，因此如果篩選到正常染色體的胚胎，便可提高懷孕機率。

　　確定接受試管嬰兒療程之後，於第 5 天囊胚期進行胚胎切片採樣，接著進行胚胎染色體篩檢，確認無異常之後才會植入胚胎，可有效降低流產機率，大幅提升成功懷孕機會，並且減少胎兒因染色體異常而造成的疾病或缺陷。

胚胎著床前染色體檢查流程圖

試管嬰兒
療程

Day 5
囊胚期胚胎切片採樣

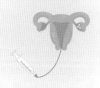

胚胎植入

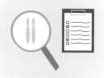

胚胎著床前
染色體檢查

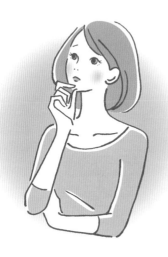

一般患者

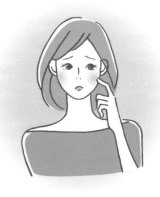

卵子庫存量低下
高齡婦女

・增加胚胎植入的著床率約 1.5 ～ 2 倍。
・減少療程開始至成功的時間。
・降低約一半的流產率，並提升活產率。
・降低雙胞胎，以及其所造成之併發症與流產之機率。

胚胎著床前染色體檢查能產生多大效果仍是未知。

生殖醫學
最前沿
03 胚胎發育影像即時監控系統

　　高齡女性之所以很難懷孕，最大原因在於「少卵化、少胚胎話、染色體異常比例增多」，想順利進行試管嬰兒手術，胚胎品質是重要關鍵。

傳統技術與胚胎發育影像即時監控系統的差異

　　傳統體外生殖技術需要操作員時時觀察胚胎在試管中的發育狀況，在不打擾胚胎發育的前提下，能進行的觀測時間點非常有限，有時難免錯過判定胚胎結果的黃金時間。而且，傳統作法必須多次將胚胎取出觀察並更換培養液，胚胎無可避免會暴露在空氣中，增加受污染的機率，也可能影響胚胎品質。為了改善上述狀況，胚胎發育影像即時監控系統一問世，便成為生殖中心觀察及判定胚胎發育的黃金標準。

　　胚胎發育影像即時監控系統，能在不取出胚胎的狀況下拍攝胚胎生長情形，更能提供恆溫穩定的胚胎生長環境，並從上萬張照片中分析判斷胚胎發育過程，從中挑選出發育情形最好的胚胎植入。同時也因為無需取出胚胎，隔絕污染機會，提升了胚胎品質，提高優選率，進而提升植入率及著床率。

胚胎影像即時監控系統的最大幫助

　　就實際效用來說，胚胎影像即時監控系統能帶來四大益處：
1. 增加植入成功率，有效減低流產機率。
2. 提供更多胚胎資訊，增加優選率。
3. 提供胚胎更穩定的生長環境，發育狀態更佳。
4. 評估標準化，多方數據參考更值得信賴。

胚胎影像即時監控系統

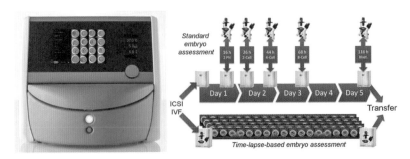

Vitrolife Embryoscope+ 每10分鐘照1張照片，在5天多的時間內每顆胚胎會有720張照片。

胚胎影像即時監控系統會增加試管嬰兒的成功率

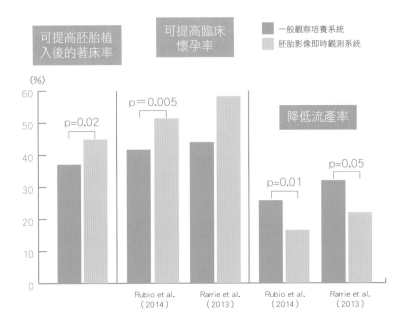

子宮內膜容受性陣列檢測

簡單來說，子宮內膜容受性陣列檢測（Endometrial receptivity array, ERA）是客製化的基因測試，用來診斷植入胚胎時子宮內膜容受性的狀態。根據子宮內膜容受性陣列檢測的檢測結果，可以制定個人化的植入計畫，配合植入前胚胎染色體檢查，期望達到最高的懷孕率。

什麼是子宮內膜容受性

在人工輔助生殖技術中，胚胎品質與子宮內膜容受性是胚胎植入成功的兩大關鍵要素「子宮內膜容受性指的是子宮內膜能允許胚胎著床的能力，是指特定時期的一種狀態，而這一時期被稱為著床窗口期（Implantation window），相當於人類自然月經週期第 19 ～ 21 天。

但是臨床上根據研究顯示，並非所有婦女的著床窗口期皆在排卵後 5 ～ 7 天（月經週期第 19 ～ 21 天），此外大約 10% 婦女的著床窗口期會往前或往後 1 ～ 2 天。然而，大部分醫療機構對子宮內膜能做的唯一的監測方式，是用超音波掃描內膜厚度，有時合併抽血（雌激素及黃體素）作為判定是否為著床窗口期的參考，而沒有更進一步分析方法。

子宮內膜容受性陣列檢測如何進行？

有別於傳統作法，ERA 其診斷工具是分析相關的子宮內膜容受性狀態的基因（大約有 238 個）表現。主要的做法是從子宮內膜組織取樣，獲得 RNA 之後，利用 RNA 雜交在定制微陣列的探針基因。雜交後，根據其特定的表達圖譜，可顯示此時採樣的子宮內膜是否為著床窗口期。

ERA流程圖

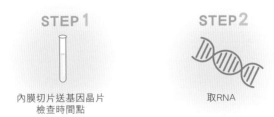

STEP 1

內膜切片送基因晶片
檢查時間點

STEP 2

取RNA

STEP 3

用NGS來分析
基因表現

STEP 4

產出報告

STEP 5

安排下次
植入時間

雖然 ERA 可有效提升懷孕機率，但並非人人都可進行，須符合以下條件。

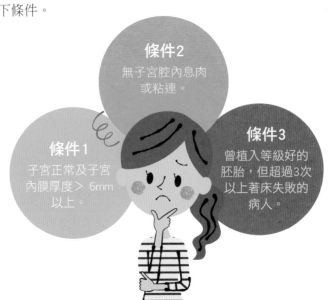

條件2
無子宮腔內息肉
或粘連。

條件1
子宮正常及子宮
內膜厚度＞ 6mm
以上。

條件3
曾植入等級好的
胚胎，但超過3次
以上著床失敗的
病人。

生殖醫學
最前沿
05

子宮內膜過薄的處理方式：
自體高濃度血小板血漿

　　能否順利懷孕，與兩大因素息息相關：好的胚胎及好的母體環境。所以，除了卵子和精子，母體子宮內膜的厚度及型態，也是很重要的關鍵。但有些女性因為內膜受傷或內膜的雌激素接受度不佳等因素，導致無法長成正常的內膜厚度，使得懷孕相當困難。

女性子宮內膜過薄的原因

1. 子宮內膜長期處於發炎狀態：子宮內膜因反覆感染而長期處於發炎狀態之下，受損的子宮基底層會不斷的發炎、修復、又發炎、又修復。長久下來，便會造成子宮基底膜纖維化，進而破壞子宮內膜而改變了子宮的結構。
2. 醫源性子宮內膜傷害：此類傷害大多是由外科手術造成，例如子宮內膜搔刮手術（人工流產）。若這些外科器械頻繁進入子宮腔，或技術操作不當，易使子宮內膜沾黏。
3. 其他原因：服用排卵藥物，如 Clomiphene citrate，也有可能使子宮內膜變得過薄。

　　必須注意的是，子宮內膜一旦受損，會造成子宮內膜腺體發育不良、子宮動脈血流阻力增加、血管內皮生長因子表現下降，以及血管形成阻礙等多重病理現象，最終導致子宮內膜過薄。子宮內膜過薄的婦女極不容易受孕，即使受孕之後，也有很大的機率會發生胎盤著床位置異常，進而導致早產、植入性胎盤或產後出血。

治療子宮內膜過薄的處理方式

針對子宮內膜過薄，現在有一項成功率相當高的技術「自體高濃度血小板血漿」（Platelet-rich plasma, PRP）。顧名思義，該技術就是利用富含生長因子的血小板血漿，刺激子宮內膜腺體發育及增加子宮內膜血流量，達到增加內膜厚度的效果，提升著床率。

人體血漿中含有各種血球：白血球、紅血球、血小板等，其中的血小板參與了我們受傷後的「凝血反應」。而學者發現，血小板富含了很多生長因子（growth factor），而且血小板屬於比較小的破裂的細胞，比較容易藉由離心的作用而造成細胞的破裂，釋放出大量生長因子，以利於醫療之用。

該技術本來用於骨科治療，後來發現若在子宮腔內注入生長因子（自體濃縮血小板血漿療法），可有助於提高懷孕率。一般適合胚胎植入的最佳內膜厚度為 9 ～ 10 毫米，這一點要求與自然懷孕是一樣的；生殖醫學文獻報告指出，如果內膜無法達標，至少胚胎植入時的內膜厚度標準應為 8 毫米以上，而自體高濃度血小板血漿是幫助內膜增厚、提高著床率的好方法之一。

Chapter
6

破解不孕②：
凍卵

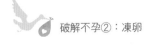

凍卵，讓妳的人生擁有更多選擇

《彭博商業週刊》（*Bloomberg Businessweek*）2014 年的一篇封面故事標題寫道：「冷凍妳的卵子，解放妳的事業」。同年，Facebook 和蘋果開始提供員工「冷凍卵子」的服務，讓更多人意識到，凍卵，可能成為女性不需為生育而延遲或放棄職涯的曙光。

此外，有更多數據顯示，許多女性之所以凍卵，是因為「尚未尋覓到適合一起生孩子的伴侶」。也就是說，有了凍卵技術，女性便不再需要受限於生育年齡，在未考慮清楚的狀況下急著備孕、生育。就長遠來看，凍卵技術的成熟，其實帶給女性更大的自由，無論是職涯規劃，或者是人生選項。妳可以不必遷就於生育年齡，好好地規劃自己的人生。

哪些女性可以考慮凍卵？

在討論凍卵之前，我們可以先了解卵子。卵子品質是影響懷孕率及活產率的主因，然而，隨著年齡增長，也會使得女性卵巢的卵母細胞逐年遞減。一般評估卵巢功能的指標，有三項數據可供參考。

1. 年齡：年齡是影響女性生育能力最重要的因素，根據文獻報導，小於 35 歲的婦女接受試管嬰兒治療之懷孕率約為 30％，超過 40 歲後接受試管嬰兒的懷孕率僅約為 10％，到達 42 歲後試管嬰兒的懷孕率將小於 5％。

2. 月經週期第 3 ～ 5 天的竇卵泡（小空腔濾泡）計數：在月

經週期第 3 ～ 5 天，利用陰道超音波測量兩側卵巢內，直徑介於 2 毫米至 10 毫米大小的卵巢中竇卵泡計數，可以有效預測卵巢庫存量、誘導排卵治療中卵巢的反應能力，以及試管嬰兒成功率與活產率。另外，也可以預測發生過度刺激症候群的機率。一般而言，若竇卵泡計數在 15 ～ 30 之間，表示卵巢功能屬於正常；若竇卵泡計數小於 6，表示卵巢庫存不足與反應能力減弱；若竇卵泡計數超過 30，則表示庫存過多，發生卵巢過度刺激症候群的機率將大為上升。

3. 抗穆勒氏管賀爾蒙數值（ng／ml）：可了解目前卵巢內儲存卵子的數目，28 歲的正常婦女，建議參考值為 3 ～ 6。

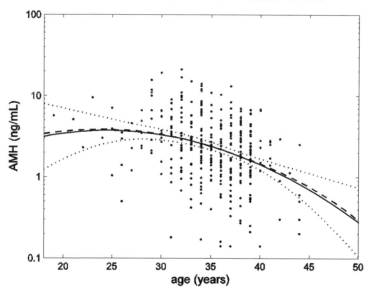

參考資料：La Marca A, Sighinolfi G, Papaleo E, Cagnacci A, Volpe A, et al.（2013）Prediction of Age at Menopause from Assessment of Ovarian Reserve May Be Improved by Using Body Mass Index and Smoking Status. PLoS ONE 8（3）: e57005. doi:10.1371/journal.pone.0057005.

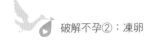

抗穆勒氏管賀爾蒙數值高則表示卵巢內濾泡庫存充足，數值低表示卵巢內濾泡庫存低下，可能需要較多的誘導排卵藥物，接受治療的成功率也較低。抗穆勒氏管賀爾蒙的理想數值約在 3 ～ 6 之間，若小於 1，則表示卵巢內濾泡庫存減少，卵巢功能已經很差了，建議及早積極嘗試懷孕。

現代社會，晚婚的比例增高，相對地也較晚生育，凍卵其實是一種「生育力保險」的概念，趁年輕卵巢功能尚未衰退的黃金時期，先將較旺盛的生育力保存下來。

那麼，究竟哪些女性適合凍卵呢？如果妳是以下類型，便可考慮凍卵。

- 高齡女性：35 歲以上，尚未有婚育計畫者。
- 年輕女性：年輕未婚女性但卵子庫存量指標 AMH<2。
- 子宮內膜異位症（包括巧克力囊腫）：罹患中、重度內膜異位症，且尚未完成生育大事者。
- 惡性腫瘤：準備接受化療或放射線治療之女性癌症患者。
- 子宮缺陷：等待「代理孕母法」通過期間之無子宮或子宮機能受損者。
- 無精症：試管嬰兒療程中，太太取卵當天若先生無法取得精子，礙於台灣法令限制，就必須先凍存卵子等待精子銀行配對。
- 其他：任何年輕女性，皆可因生涯規劃預先凍存卵子。其他有卵巢早衰家族史、自體免疫疾病等，甚至試管嬰兒療程中取卵數目超過 25 顆以上，可凍存部分多餘卵子，待成功生子後「捐卵」助人。

認識凍卵療程

前面聊了這麼多關於凍卵的知識，相信大家對於凍卵已經有了程度上的了解。那麼，凍卵究竟如何進行？又須經過哪些步驟？

其實，凍卵就是人工生殖療程的第一步，接受凍卵的女性通常在月經來潮的第 2 ～ 3 天開始從肚臍下方皮下注射高劑量的排卵針，時間約莫需要 9 ～ 12 天，刺激卵泡成熟。期間還需要回醫院抽血、做超音波檢查，視狀況調整藥物劑量。

待確定卵泡的卵子成長已到達某程度標準，施打破卵針。之後進行取卵手術，經陰道取出卵子，將卵子在 20 分鐘內急凍至約攝氏零下 200 度的液態氮桶內凍存。

取卵過程中，為了降低身體的不適感，有時會加入適量的麻醉藥物或是使用止痛藥。

凍卵的保鮮期

既然談到凍卵，許多人第一個問號可能是「什麼時候凍卵才好？」一般來說，女性生育力的關鍵年齡是 35 歲，過了這個年紀，卵子會愈來愈少。根據國健署統計，35 歲以下婦女以新鮮卵子進行試管嬰兒，活產率仍有 36％，如果超過 40 歲，活產率則只剩下 7％。

也就是說，35 歲左右凍卵，不但卵子仍有一定數量及品質，在存卵效益的考量也更實際。當然，能夠愈年輕凍卵，卵子的品

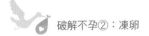

質也肯定更佳。在美國，有許多女性的收到母親或祖母的「畢業禮物」，就是一筆凍卵費用。

前面提到「存卵效益」，其實也跟年齡有關。倘若 35 歲凍卵，但這年齡本就是女性適婚年齡，很有可能結婚後 1、2 年便結婚懷孕，那麼卵子就白存了。畢竟手術一定會有風險，提醒各位務必要衡量之間的風險。

卵子庫存量判斷

每個女性出生時，卵子數量約有 100 萬顆，初經來潮便以消耗大半，剩下 40 ～ 50 萬顆。過了 40 歲，可能只剩 1 萬顆左右，而且品質也較不好。就算取了 10 顆卵，也不是能全部都用得上，可能只有 3 ～ 4 顆能用，連帶必須多做幾次取卵療程，過程加倍辛苦。

所以，40 歲後才考慮凍卵，其實已經太晚。尤其 43 歲以後，醫生通常就不建議凍卵。因為卵子品質不佳，將導致染色體異常機率提高。到這年紀若還想生育，有些醫生會建議「借卵」，以年輕新鮮的卵子提高活產率。當然，年齡只是一個初步參考，仍可進一步透過驗血詳細評估卵巢有無退化情形。

抗穆勒氏管荷爾蒙血液檢查，是一種卵子庫存量的指標。抗穆勒氏管賀爾蒙數值值愈高，表示卵子庫存量愈充足，則每次刺激排卵後，能取到的卵子數量愈多。

但抗穆勒氏管賀爾蒙數值仍須與年齡搭配判讀。即使測出數

值偏低，但若患者年齡在 35 歲以下，年紀尚輕，就仍有機會懷孕；然而，若患者已達高齡，則懷孕率就相當低了。臨床上常見小於 35 歲的患者，測出抗穆勒氏管賀爾蒙值僅 0.77，面臨卵巢早衰的窘境，於是主動要求凍卵，以保留生育能力。

凍卵要多少顆才夠？

目前穩定的卵子冷凍的成績，在小於 35 歲的女性中，每顆解凍卵子的活產率約 4 ～ 5％，因此歐洲生殖醫學會也建議，要存下 20 到 25 顆成熟的卵子，才能期待一次活產；這可能需要前後約 2 ～ 3 次的取卵手術才能存夠。對更高齡的婦女而言，由於每顆卵子的解凍懷孕率更低，可能需要存下 30 至 40 顆卵子才夠；但另一方面，高齡婦女每次刺激排卵所得到的卵子數會更少，所以有可能要更多的取卵手術才能儲存足夠的卵子。

為了提升卵子解凍後成功懷孕的機率，年紀愈大需要存的卵就愈多。不過，要提醒大家的是，多存卵只是提高懷孕機率，而不是百分之百保證懷孕。平均不同年齡要成功產下一胎，所需儲存的卵子數如下。

■ 30 ～ 36 歲：15 ～ 20 顆
■ 37 ～ 39 歲：20 ～ 30 顆
■ 40 歲以上：30 顆以上

而療程費用每家生殖中心不同，取卵及處理費用約 7 ～ 10 萬元，保存費每年約 6,000 ～ 8,000 元不等。

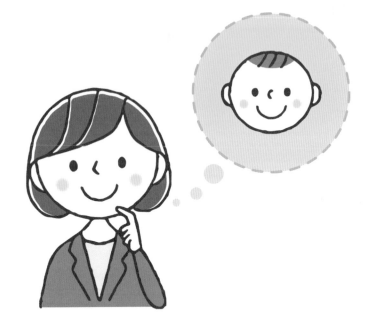

凍卵有副作用嗎？

即使現在技術已經相當進步，但取卵畢竟是一項手術，手術一定有風險，當然也會有一些衍生而出的副作用。

有些人取卵手術後短暫幾天可能會出現輕微出血，或是不舒適的感覺。極少數人可能會產生卵巢過度刺激症候群，通常在專業醫生持續追蹤監控下，7～10天內會逐漸改善。

雖然卵巢過度刺激症候群的發生機率相當低，但如果取卵手術後出現腹脹、排尿困難、呼吸會喘、呼吸急促、噁心感等症狀，請盡快與進行手術的醫療機構聯繫，安排下一步處置。

凍卵可能衍生的問題

當凍卵逐漸被社會認可，讓許多女性心動不已。不管是想要衝刺事業，或是還沒找到好對象，凍卵似乎是能夠確保自己過了最佳生育年齡還能懷孕的唯一選擇。

實際上，凍卵並不是十全十美的選項，每一種選擇都必然存在某些風險，以及相關問題。以下就我在診間的經驗，與大家分享凍卵衍生出的相關問題，大家可以就自身狀況進行評估。

存卵後失去動力，連帶導致更加晚婚

凍卵技術尚未被普遍接受之前，許多女性會趕在 35 歲之前積極找對象，或者趕緊結婚生子；但現在凍卵技術成熟，有愈來愈多女性不是積極找對象，而是來診間凍卵。

我明白凍卵就像一份「生育保險」，但是就我的觀察，很多女性進行凍卵之後因為太放鬆，也不像過去那樣積極的找對象，反而更加晚婚。雖然凍卵可以維持卵子品質，但拖到 50 歲才用也不太恰當，畢竟年紀愈大懷孕愈辛苦，可能的併發症也愈多。

此外，現在很多藝人 45 歲後仍順利產子的新聞，讓一般民眾以為「45 歲以上要懷孕並不難」，甚至將近 40 歲或 50 歲才想到要凍卵。雖然凍卵並沒有年齡限制，但要提醒大家的是，47 歲以上的卵子，每 100 顆中就有 99 顆異常，懷孕機率趨於 0。奉勸各位朋友不要被片面的媒體報導沖昏頭，必須先評估自身狀況再決定要不要凍卵。

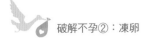

安全性未定，凍卵與盡早生育並進

凍卵是一項技術，不應該被視為「萬靈丹」。由於冷凍卵子日後解凍的懷孕率也並非百分之百，再者，使用的安全性也仍未確定（還需要更長時間的觀察評估），實在不適合只依賴凍卵，便無限期延後結婚生育的年紀。

況且，凍卵技術仍有不足之處，解凍之後的卵子品質仍會稍微降低，而且安全性也未定。此外，目前尚未有真正以延遲生育為目的的長期追蹤研究報告，所以，長期冷凍卵子後（如 10 年後）的使用結果，如成功率、或是否會造成小孩未來發育、智能等各方面的異常，仍是未知數。

所以，我建議最好的方式就是凍卵之餘，同時也要加緊生育腳步喔！

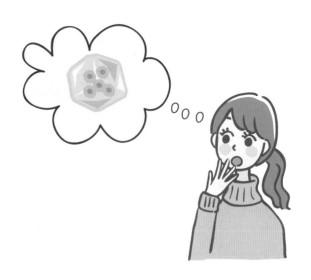

Chapter
7

啟動幸福好孕之旅

我不是不孕，只是難孕！

盧小姐 42 歲
先生 46 歲，37 歲晚婚
輕微巧克力囊腫
輕度子宮肌腺瘤
子宮肌瘤，曾接受手術

　　結婚後先做婚後孕前檢查，當年 AMH3.7，其他包括輸卵管攝影皆正常，先生部分也正常。所以，第一年嘗試自然受孕失敗，婚後第二到三年，開始多次使用排卵藥及做了多次人工受孕失敗，當時醫生就提醒我 38 歲以後 AMH 下降的速度會很快的，因此，很快的就開始進階到 IVF 療程。

　　從結婚到今年剛好滿五年，AMH 從 3.7 → 3.47 → 2，再到 1.07，這中間在北部知名生殖醫學中心一共取卵 5 次、植入 5 次。經歷了三大名醫，最後一次甚至無胚可植……

　　妳體會過什麼叫做絕望感嗎？每一次療程的開始，我總是很開心，因為有機會能實現我的夢想，但卻是一次又一次的打擊。我想，唯有經歷過的姐妹才知道心碎心酸無力無助的感覺，因為這不像考試，只要我努力，我就能 pass。

　　王瑞生醫生算是我婦科的家庭醫生，一次在求治婦科問題的機緣下，跟他傾吐在求子這條路的血淚史跟無力感，甚至已經到了停損點決定要放棄時，他一句：「不要放棄，又不是沒有卵，放棄了，之前的辛苦就真的一場空了。」

王瑞生醫生不是一個鼓舌如簧的人，他總是靜靜的聽，不急不徐的分析，從他翻閱著我的病例，我知道，他在替我想辦法。於是，我跟先生討論後決定把這件人生大事託付給他。不論最後結局是什麼，並且聽從王醫生的建議，採先集胚在慢慢分批植入的療程方式，同時補充 DHEA 並追蹤卵泡狀況，以最好的狀況上療程。

　　分別在 106 年 11 月取 6 凍 3、107 年 1 月取 7 凍 4 顆 D5 優質囊胚，當聽到這個成績時，整個人有如神助一般的信心大增，因為以 42 歲的年齡有這樣的胚胎實屬難得。

　　感謝再感謝，感謝王醫生的精準用藥及精算的取卵時機。107 年 2 月，施打了一劑柳培林，分別在第 45 天、50 天回診觀察追蹤後，開始用藥準備植入凍胚，同時也做了子宮內膜刺激術，107 年 5 月 1 日植入 2 顆囊胚。

　　最後，42 歲的我成功了。雙胞胎，孕期中雖很不穩定，感謝王醫生盡全力穩住他們。我想大聲地說，王瑞生醫師扭轉了我的人生，讓我們的生命更圓滿。我不是不孕，只是難孕！

永不放棄，好孕終會降臨

張小姐 36 歲
檳榔攤
先生 34 歲，婚後 7 年難孕
骨盆腔感染
兩側輸卵管水腫
兩側輸卵管結紮手術

　　我與先生相差 2 歲，他是位非常勤奮的鐵工，我們兩個結婚 7 年的時間，但一直都沒有小孩，眼看著已經進入高齡了，如果再沒有懷孕，可能想有個孩子就真的只是夢了。於是，我與先生去做了一次的試管療程，但很不幸的是那一次療程是失敗的。

　　在我們討論了許久，想了許久之後，我與先生不想放棄生一個小孩的夢想，在朋友的輾轉介紹之下，得知了王瑞生醫師，是治療不孕症非常專業的醫師，於是我與先生就找上了王醫師諮詢。

　　細心的王醫師幫我們做了多項的檢查，後來發現我是一位是骨盆腔感染導致兩側輸卵管水腫的患者，受孕這件事對我來說是相當的困難的。但王醫師真的是非常的專業及有經驗，在進入試管嬰兒療程前，王醫師先讓我到亞東醫院，接受腹腔鏡手術進行兩側輸卵管結紮手術。之後，才開始試管嬰兒療程。

　　聽起來，要做試管嬰兒之前，先做輸卵管結紮手術，會不會怪怪的呢？但其實輸卵管水腫本身就是會影響胚胎著床。因為輸卵管水腫時，輸卵管內殘留的液體會反向流到子宮腔內。可以想

像一下，胚胎正要在子宮腔內著床時，不定時會有一些液體流向子宮腔，胚胎有可能會成功著床嗎？會不會被這些液體沖走呢？因此，在進行試管嬰兒療程前，碰到輸卵管水腫的患者，都會建議患者先將輸卵管結紮起來，手術後，再進行試管嬰兒療程，就會提高懷孕的機率。

在王醫師的專業及愛心之下，我們在手術完成後，開始進入了試管嬰兒的療程，整個過程裡，我沒有任何感到身體不適的地方，反而覺得心情越是輕鬆愉悅，而且診所的每位諮詢師、護理師人都非常的好，讓我很有家的感覺，非常的令我感動。而更感動的是，在王醫師的專業之下，我們僅在王醫師這做了一次試管就順利懷孕了，讓我不再擔心高齡問題，也不用擔心自身身體的狀況，王醫師真的是上帝給我們的禮物，讓我們能有一個更圓滿的家庭。

除了感恩還是感恩，如果沒有遇到王醫師，可能我們真的已經放棄了生孩子這件事，但在王醫師的用心跟愛心之下，陪著我們走過這段不容易的旅程，讓我們可以不害怕，更勇敢的去面對未來的每一段路。

永不放棄，好孕終會降臨

石小姐 37 歲
業務人員
先生 42 歲，婚後 7 年難孕
先生曾接受化療與放療
精蟲數量稀少
人工受孕
試管嬰兒

　　與先生相差 5 歲，結婚 7 年了都沒有懷孕。先生曾患重病，經過化療跟放射性治療，雖我們一直非常努力的想要寶寶，卻真的是困難重重。

　　我們也去嘗試著用中藥調理身體，希望能夠自然受孕，但隨著年紀越來越長，很擔心太高齡會生不出來，而尋求走人工受孕這條路。

　　在決定做人工受孕後，我們也跟很多的夫妻一樣，走訪過了很多的大醫院及試管嬰兒中心，但時間等的都非常的久，醫生跟諮詢師也都是給著官方的回答，讓我們夫妻不知道到底應該怎麼辦。

　　一直到我們找到了王醫師，在王醫師的診所，無論是諮詢師或是王醫師本人都相當的親切，我們想生小孩，但其實我們自己本身並不清楚問題的所在，王醫師會很仔細地聽完我們所有的狀況，告訴我們我們的問題，為我們找到最適合的解決方式。

　　在我們開始檢查後，發現因為先生之前做過放射治療的關係，精子量非常的少，才導致我們一直沒辦法生下寶寶。但王醫

師非常給我們信心，告訴我們遇到這的狀況不用擔心，只要能從先生身上挑選好的精子，就能夠透過試管的方式順利生產，這給足我們夫妻莫大的勇氣。

　　在求子路上我們經歷過了許多的困難，決定做試管嬰兒療程，但也擔心會不會不如我們的預期，在這試管嬰兒漫長旅程裡，王瑞生醫生是我們非常大的心靈支柱，像是我們的心靈導師，一直給我們鼓勵，也給我許多很好的建議，最讓我們開心的是，我們僅透過一次的試管療程，就順利懷上了期待中的寶寶。

　　許多人對試管嬰兒療程會有著擔心、害怕，因為做試管嬰兒療程的價格並不低，我們也曾很害怕期望落空，很感謝能在這條路上遇到王醫師，給足我們許多的勇氣，成就了我們一個圓滿的家。

案例 4

王醫師是上天給我們的禮物

林小姐 40 歲
家庭主婦
婚後 5 年難孕
甲狀腺亢進，持續服藥
卵巢指數小於 1
試管嬰兒

　　與老公結婚 5 年，一直很期盼能夠有一個寶寶，但卻一直不見肚皮有任何著落。

　　隨著年紀也漸漸增長了，已經過了高齡產婦的年紀，在我們不斷討論後，決定嘗試人工受孕。

　　雖與王醫師已是舊識了，但人工受孕畢竟是個大工程，所以我們還是走訪了各大醫院及試管嬰兒中心，最後，我還是選擇了王醫師。

　　我家住在桃園，老公是自己開公司的，我得經常自己在台北跟桃園間往返，王醫師讓人很有家的感覺，與其說是醫生，不如說王醫師更像我們的家人、像我們的爸爸，總是細細地傾聽我們所說的一字一句，永遠很有耐心的把我所有的問題聽完，給我最適當的建議，也會告訴我所有可能發生的狀況，為我們做好最完整的心理建設，讓我在這的整個過程是相當輕鬆的，沒有任何時間或是人的壓力。

　　在我們決定做試管時，其實我已經將近 40 歲了，卵巢指數更是只有在 1 以下，已經是被斷定不孕了，但我們仍是存著一絲

的希望，想要有個完整的家。

　　在諮詢完後，開始進入治療及調整身體的過程，王醫師會很仔細地問我所有的身體狀況，非常用心地幫我調整每一次的用藥量，在整個療程中，無論是前期的調整或是到後期的植入，我幾乎沒有任何不舒服感覺，還能很自在的自己坐車往返。而更讓我們開心的，是在我們僅透過一次的試管療程就成功受孕，產下一個健康的寶寶。

　　對我們夫妻來說，王瑞生醫生就是上帝給我們的禮物。

人生在 36 歲時發生了幸福反轉

李小姐 37 歲
不動產及營建業
婚後多年難孕
人工受孕
試管嬰兒
龍鳳胎

　　剛結婚時，還希望多過一下兩人生活，所以 30 歲結婚後，目標是預計 32 歲懷孕 33 歲就能順利有寶寶。結果一直遲遲沒有消息，眼看自己漸漸邁入高齡產婦的年紀，心裡才開始緊張起來，才開始向身邊周遭的友人打聽是否能介紹有口碑且有醫德的婦科醫生。

　　由於我們夫妻倆人從事的都是不動產營建業，我做的工作型態是屬於高壓工作，也因為個性的關係，我希望任何事都能盡善也能盡美，確實身體狀況不如以往，壓力伴隨著的是月經開始不準時，也影響生活及情緒，後來與先生幾番討論考量，我們決定開始找醫生諮詢去面對這個不孕的問題。

　　在此時，我的好友跟我分享，她最近去王瑞生醫生的診，她比我大一歲，又比我晚婚，所以更擔心不孕的問題，於是接受了王醫生建議的人工受孕療程，她很幸運的一次就成功了，於是非常開心得跟我分享這個喜悅。在好友的鼓勵下，我們開始了第一次的不孕諮詢。

　　「人工受孕」的療程我做了兩次，每一次都必須等每月月經

報到後的 5 天左右就開始打排卵針，每一次打針都是晚上匆忙下班趕去診所打，即便排卵針是可以自行施打的藥劑，王醫師也很堅持在診所由專業的護士協助我們打針，這一點讓我們第一次嘗試要做人工受孕的夫妻感到非常安心。而且到診所打針時若有近期有身體不適也可以反應給醫生，每周都需要回診觀察濾泡，打完破卵針植入後就需等待 14 天後的驗孕，擔心植入的位置不夠穩定，所以每天都必須行動很小心。

　　但我覺得或許是我太輕忽自己的身體狀況，始終認為沒有太大問題，應該會很順利，工地我一樣照常去，加班一樣加，三餐一樣不正常，一樣沒有運動，我並沒有讓自己身體處於最佳的狀態。

　　第一次沒成功……弟二次沒成功……第二次在等待驗孕時，才第 11 天就莫名出血了，我也沒遵照醫生指示躺平休息，還掛念公司全體會議必須參與，開完才去看診，打了一針油針回家躺平，晚上才短暫停止出血，隔天我又到工地去巡查，不到中午又出血了。

　　與醫生討論過，雖然一般做人工受孕可以做三次，若都沒成功再做試管。但因為這一次的出血意外，讓我決定我必須得休假放開這些壓力，並多為自己身體好好打理，才能讓自己好好迎接寶寶的到來。
　　於是經過兩次人工受孕後，王醫生建議不管是要做第三次，還是直接進試管療程，都要在黃金時期做成效才會好，所以我沒有太多時間考慮，眼看都要 36 歲了，老公也願意支持，於是就捨去第三次人工受孕療程，直接進入試管療程。

因為之前密集的打排卵針，所以要做試管之前，必須先打一劑柳培林，讓子宮卵巢休息暫時停經一個月，沒想到這一針打了停經半年。

停經的這半年，最辛苦的是不斷在公司及診所之間往返觀察子宮和卵巢狀況，也因為如此我開始跟公司協調要請長假，我想讓自己能完全不在受影響的情況下，好好休息穩定身體狀況。觀察近 4 個月後跟王醫生討論，決定要打催經針。打完後過了 2 個月，月經來了，正式開始了我的試管療程。

試管療程中，最辛苦應該是不斷的打針吃藥、常常突如其來的出血、腹部突然悶痛、食欲不振，以及等待開獎的心情……當然後來毅然決然休長假後，生活的經濟重擔都在老公身上，也會擔心經濟壓力，但老公沒有表現出煩惱的樣子，常常都要我好好放鬆在家休養，還讓我買一些營養補給品來照顧身體。

其次讓我感到緊張的，應該就是取卵及植入這兩個階段。第一次上手術檯就是取卵，還好不枉費我休長假保養自己身體，取卵一次就有 20 幾顆，最後受精存活有 13 顆，在加上植入當天，實驗室挑了兩顆植入，讓我做一次就成功，而且喜獲龍鳳胎！

當然能選擇的醫師很多，但王醫生真的很令人放心及信任。醫生一開始診斷就跟我說我是「多囊性卵巢症候群」，雖不嚴重，但卻也會影響生育機率。我想如果沒有他對症下藥，以及判斷我們夫妻的身體狀況，在經過這一年多的觀察及診斷，與醫生培養出最好的默契，完全放心交給醫生～我想我們應該也沒有這麼順利吧！

這當中，還有一位從頭陪我們走到最後的諮詢師，諮詢師非常貼心，也了解我們從第一次作人工受孕，面臨到身體不斷的變化，且隨之伴來的不舒服，甚至出血症狀，她都會一一細心為我們解惑，懷孕中也一直伴隨著我們，任何大小問題她都很願意也不厭其煩回應我們，我想這也是我們感受到與別的診所不一樣的服務呢！我們夫妻真的很由衷感謝在療程中陪伴我們走過的每一位。

不要羞於診斷及諮詢，現在的醫學如此發達，更何況台灣是亞洲國家試管成功率最高的。

但做這件事情，必須夫妻雙方是有共識的，需要雙方對彼此更包容呵護，尤其對女方更要多加愛護，畢竟女生才是付出自己的身體要去承受不斷的打針、吃藥，還要面臨各種身體的不適，讓情緒也隨之變的敏感，真的非常需要另一半多多呵護。

想想即將迎接你們孕育出來的新生命，更要為彼此加油打氣，接下來的育兒之路正要開始呢！那才是生命中最重要的一環。

我很幸運，遇到我生命中的貴人——王醫生，也讓我一次就能完成我人生的里程碑，接下來我們也希望能好好多陪陪孩子能走更長遠的路。

我做到了，妳們一定也可以！

孩子的心跳完整了我的生命

謝小姐 35 歲
老師
婚後 7 年難孕
精卵結合率不佳
不明原因不孕
試管嬰兒

　　我的先生是位醫師，其實我們很年輕就結婚了，但婚後 7 年一直都沒有小孩，隨著年紀越來越增長，深怕自己到了高齡產婦年齡後仍未有小孩，那懷孕的路就會更加的困難了。

　　因此，我們曾去做過兩次的人工受孕，但非常遺憾的都未能懷上期待中的寶寶，在我們決定不再繼續做人工受孕的時候，有一天，突然我們自然懷孕了！我跟我老公非常的開心，終於，我們可以擁有期待中的孩子了。但卻沒有想到，在幾個月後居然小產，最後沒能保住寶寶。

　　在我們幾近放棄的時候，有一天有個朋友，推薦我可以到王醫師那去做試管嬰兒，而我本身從醫的先生，也常耳聞王醫師的好名聲，在幾番的討論後，我們決定找到王醫師開始我們的「試管之旅」。

　　在到王醫師的診所後，王醫師先是很細心的為我們夫妻雙方都做了相關的檢查，他不是一位話很多的醫師，但是他用最真誠的愛與耐心，陪著我們走過每一段艱辛的療程。

檢查結果出來後，我們得到一個結論，就是我跟先生的精卵結合率較差，但其他並沒有什麼特殊原因而會導致不孕的，證實了我們就是處於「不明原因不孕」的族群，在確定原因後，我們就開始走進了試管嬰兒的療程。

　　其實若真要說在做試管的過程中，有沒有什麼特別辛苦的地方，因為王醫師的專業及用心，在身體上我們是沒有什麼太多的負擔，一切都非常的正常。最大的難關是在心理的層面，因為我們都明白，試管嬰兒不見得是做一次就能夠成功的，我看過許多的媽媽，做了兩次、三次、甚至更多次，到最後一直沒有成功只能選擇放棄。看到這個過程其實讓我覺得非常的害怕及緊張，一部份是做試管嬰兒他並不是一個小的費用，在經濟上壓力的緊張；另一部份，是原本懷有期待，最後確落空時，那種失落感，我不知道承不承受的住。

　　整個過程裡，我非常感謝王醫師跟王太太，因為他們的用心，陪著我跟先生走過試管嬰兒療程的每一步，王太太也跟我們分享了許多他自己的故事，在外面許多醫師可能是用專業陪你走過療程，但王醫師跟王太太，是用他們的經驗及愛心，帶著我們走過每一步心路歷程。

　　而非常感動的是，我們只經過一次的療程，就順利懷孕了！當我跟先生得知懷孕的消息，聽到孩子的心跳，我才真的覺得，自己真的是個完整的女人了。

　　而在術後，無論是諮詢師，甚至王醫師本人，都還是會給我們非常完整的諮詢跟建議，讓我們在整個療程裡能得到最暖心的

服務跟祝福，我們真的非常感謝王醫師及王太太，讓我們的家庭能夠圓滿。

我們夫妻也希望鼓勵每一位做試管爸爸媽媽們，永遠不要灰心跟放棄希望，只要能有建全的醫療服務，耐心用心的去走完每一段療程，每一個人都能夠有機會去完成一個美滿的家。

國家圖書館出版品預行編目資料

好想懷孕：難孕夫妻必讀好孕手冊，想孕就孕，輕鬆
當爸媽！／王瑞生著.——初版.——台中市：晨星，
2020.07
　　面；公分.——（健康百科；46）

　　ISBN 978-986-5529-14-7（平裝）

　　1. 不孕症

417.125　　　　　　　　　　　　　　109006662

健康百科 46

【圖解版】

好想懷孕

難孕夫妻必讀好孕手冊，
想孕就孕，輕鬆當爸媽！

可至線上填回函！

作者	王瑞生
主編	莊雅琦
執行編輯	林莛蓁
封面設計	王穎
版型設計	王穎
美術編排	張蘊方

創辦人｜陳銘民
發行所｜晨星出版有限公司
台中市407工業區30路1號
TEL：04-23595820 FAX：04-23550581
E-mail：service@morningstar.com.tw
行政院新聞局局版台業字第2500號
法律顧問｜陳思成律師
初版｜西元2020年8月01日

總經銷｜知己圖書股份有限公司
106台北市大安區辛亥路一段30號9樓
TEL：02-23672044／23672047 FAX：02-23635741
407台中市西屯區工業三十路1號1樓
TEL：04-23595819 FAX：04-23595493
E-mail：service@morningstar.com.tw
網路書店 http://www.morningstar.com.tw
讀者專線｜04-23595819#230
郵政劃撥｜15060393（知己圖書股份有限公司）
印刷｜上好印刷股份有限公司

定價 350 元
ISBN 978-986-5529-14-7

Published by Morning Star Publishing Inc.
Printed in Taiwan.

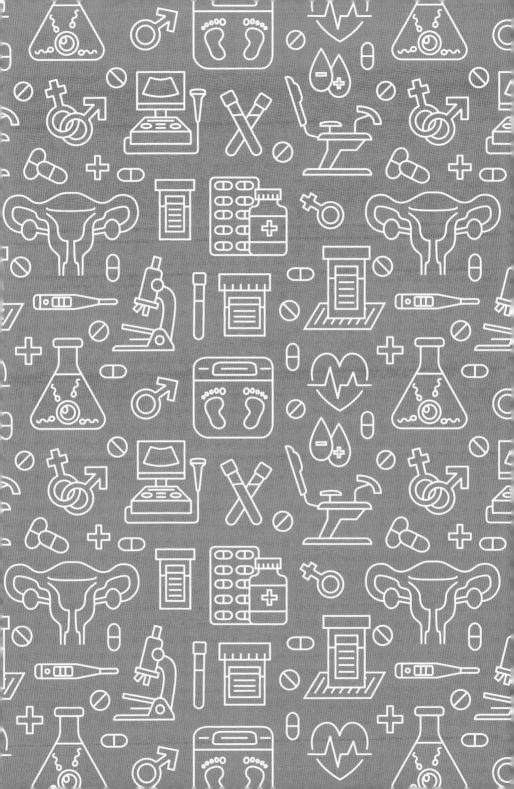

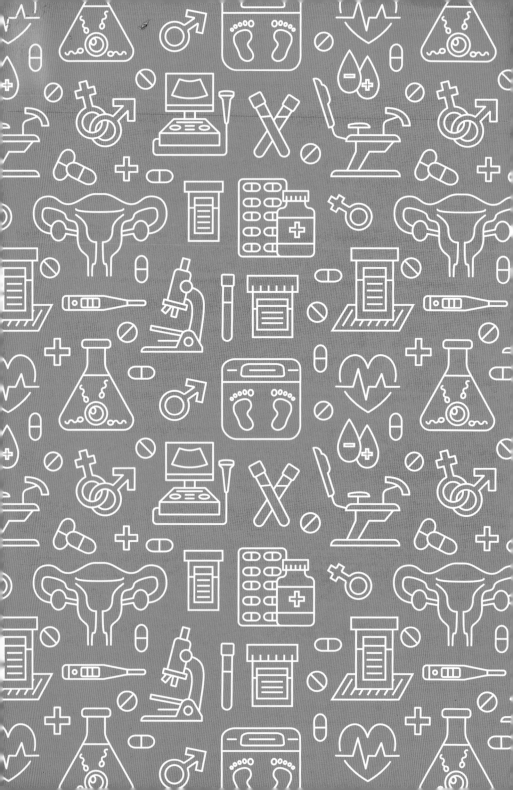